輕鬆掌控

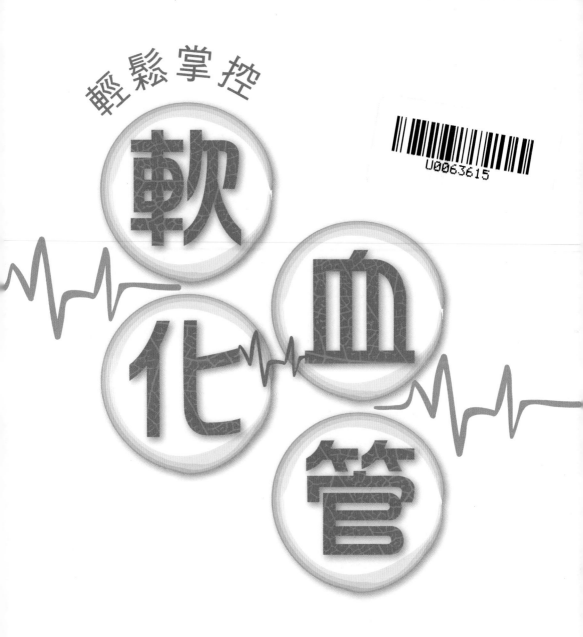

軟血化管

余瀛鰲、采薇主編

U0063615

軟化心血管，遠離冠心病

冠心病是一種常見的中老年疾病，多由動脈硬化引起。在我們的日常生活中，由於不良生活方式的誘導，我們的血管從光滑、富有彈性逐漸變得粗糙、硬化。軟化血管沒有特效藥，只有從根本上改善生活方式，才有可能恢復血管健康。對於冠心病，除了科學用藥以外，情緒管理、飲食調理、起居調整、合理運動等都要同時配套起來，光靠一個方面的改善遠遠不夠，只有把生活各方面的不良因素消除，才能真正有效地預防心絞痛、心肌梗塞、心衰等惡性併發症的發生。

本書正是專門為冠心病患者整理編寫的生活方式全指導，從心理調節、飲食調理、起居調整、科學用藥、合理運動、中醫保健等 6 大方面入手，涵蓋了日常生活應注意的各項內容，適合所有冠心病患者閱讀，那些醫生診療時沒有時間跟您詳細交待的問題，本書都將為您一一道來。

冠心病是危害健康、危及生命的重病，哪怕是剛發現了冠心病的苗頭，也要引起高度的重視。事實證明，在專業醫生的指導下，只要有足夠的信心，同時貫徹積極的調理，完全可以改善冠心病。希望這本結合中西醫精華的生活指導書，能為冠心病患者帶來真正實用的信息，也希望大家能夠從現在做起、從生活中的一點一滴做起，為了自己的健康，過好人生中的每一天。

編者

開篇 擴張血管不難，難在軟化血管 11

第一章 放下心中的包袱，心臟減負 31

第二章 吃對每餐食物，幫助血管掃清障礙　47

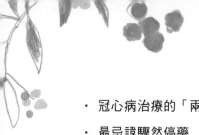

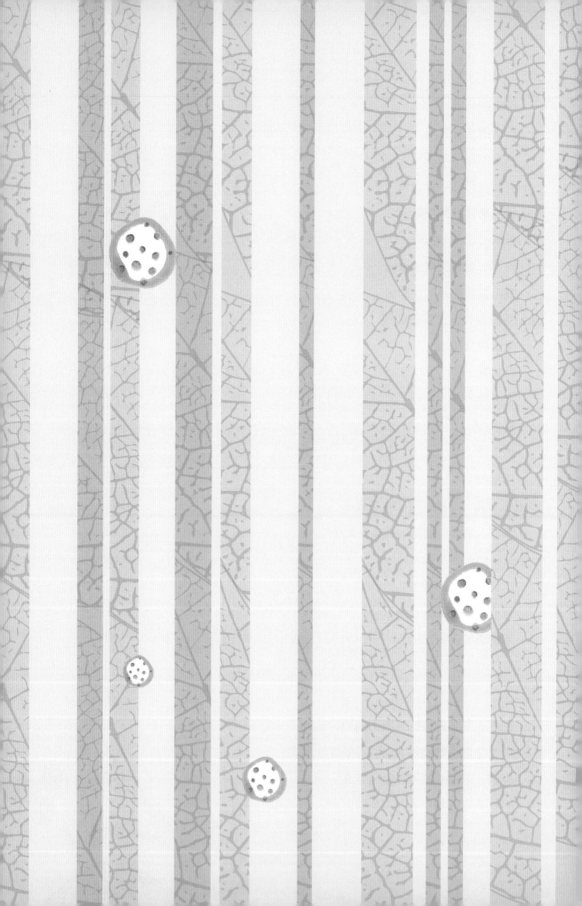

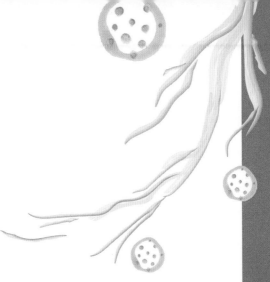

擴張血管不難，
難在軟化血管

冠心病是一種慢性、老化性疾病，
血管硬化、血脈瘀阻是其發病的根本原因，
通過藥物、手術也許可以起到快速擴張血管的作用，
但並不能阻擋血管硬化的腳步，
瞭解病因、症狀等基本常識，
積極防控、改善生活方式，
軟化血管才有可能。

冠狀動脈
究竟是怎樣硬化的

認清冠心病

冠心病是一種常見的心血管疾病。它是「冠狀動脈粥樣硬化性心臟病」的簡稱，是因冠狀動脈粥樣硬化使血管腔狹窄或阻塞，導致心肌缺血、缺氧或壞死而引起的心臟病。

人體各組織器官要維持其正常的生命活動，需要心臟不停地搏動以保證血運。而心臟作為一個泵血的肌性動力器官，本身也需要足夠的營養和能源，供給心臟營養的血管系統，就是冠狀動脈

和靜脈，也稱冠脈循環。冠狀動脈起於主動脈根部，分左右兩支，呈網狀覆蓋在心臟表面。

正常的動脈血管壁光滑、堅韌而富有彈性，血液在其中流動很通暢；但如果血液中的膽固醇等慢慢堆積在血管壁，逐漸擴大融合成片，並向血管腔內凸出，形成斑塊，就會使血管壁變厚、變硬、變糙，血管逐漸狹窄或被堵塞，心絞痛、心肌梗塞等危險就容易發生。

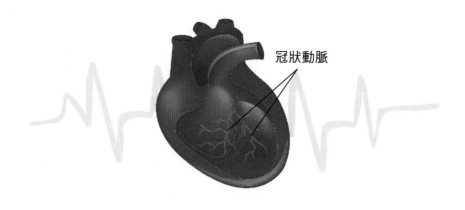

冠狀動脈

由於堆積在血管內壁的斑塊形態像黃色的醬粥一樣，所以，醫學上將血管的這種變化稱為動脈粥樣硬化。如果粥樣硬化發生在冠狀動脈，就叫冠狀動脈粥樣硬化。

冠狀動脈發生粥樣硬化是否即發生冠心病，一定程度上取決於動脈硬化造成血管腔狹窄的程度。病理學上常根據狹窄最嚴重部位的橫斷面，採用四級分類法（見下圖）。

一般Ⅰ～Ⅱ級粥樣硬化並不會引起明顯的冠狀動脈血流量減少，除冠狀動脈痙攣外，對冠心病發病並無直接影響。因此，雖然有冠狀動脈硬化，但臨床常常沒有冠心病的表現，或雖有冠心病表現，但不一定是冠心病所致。而Ⅲ級以上管腔狹窄者，則與冠心病的發生有直接關係。

動脈粥樣硬化程度按四級分類，血管內腔從狹窄到閉塞

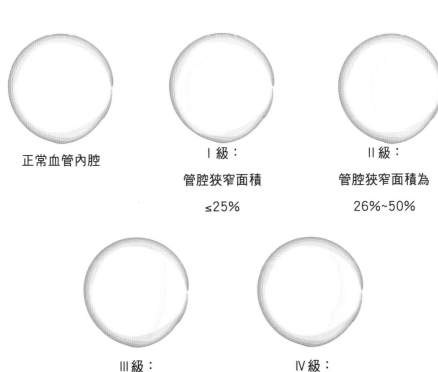

正常血管內腔

Ⅰ級：
管腔狹窄面積
≤25%

Ⅱ級：
管腔狹窄面積為
26%~50%

Ⅲ級：
管腔狹窄面積為
51%~75%

Ⅳ級：
管腔狹窄面積為
76%~100%

冠心病的發生與哪些因素有關

冠心病是導致老年人死亡的主要原因之一，但現今該病也有日益年輕化的趨勢。冠心病的發生與很多因素有關，其中最重要的是三高等疾病以及吸煙等不良生活方式，下面我們來逐一梳理，看看這些因素是否與你有關。

1 高脂血症

高脂血症是與冠心病關係最為密切的疾病。血中脂肪量過高，容易沉積在血管內壁形成斑塊，造成血管腔狹窄、硬化。血脂異常包括總膽固醇水平升高、低密度脂蛋白膽固醇水平升高、高密度脂蛋白膽固醇水平降低和高甘油三酯血症。

2 高血壓

高血壓也與冠心病的發生有直接關係。高壓血流長期衝擊動脈壁，容易引起動脈血管壁的損傷，造成動脈內壁的脂質容易在動脈壁沉積，形成脂肪斑塊，並造成動脈硬化和狹窄。血壓不控制，心肌梗塞、腦卒中（腦中風的學名）的發生率都會大大增加。

3 糖尿病

糖尿病患者的脂肪代謝水平低，血液在運送脂蛋白的過程中，脂肪容易沉積在血管內壁形成脂肪斑塊。糖尿病可加速動脈硬化閉塞的進程，同時有糖尿病性微血管病變，會使病情更複雜。

4 肥胖

肥胖者心臟負荷較重，血脂異常的概率也較高，因而增加了動脈硬化的風險。肥胖易促發高血壓、糖尿病、高脂血症的發生、發展，對冠心病有間接影響。

5 年齡增長

　　隨着年齡增長，血管也日漸老化。所以，冠心病也可以說是一種人體老化性疾病。其規律通常是在青年時期發生，至中老年時期加重、發病。一般男性在 45 歲以上，女性在 50 歲以上，尤其有肥胖、三高等 ＊代謝綜合症者，其冠心病的發病率更是大大提高。

　　＊代謝綜合症是多種代謝成分異常聚集的病理狀態，包括腹部肥胖或超重、導致動脈粥樣硬化的血脂異常、高血壓、糖尿病（或糖耐量異常）。有些標準中還包括微量白蛋白尿、高尿酸血症等。代謝成分聚集出現在同一個體中，使患心血管病的風險大為增加。

判斷方法　1

標準體重 = 身高 -105
（kg）　（cm）

超過標準體重 20% 即為超重。

判斷方法　2

$$體重指數 = \frac{體重 (kg)}{身高 (m)^2}$$
（BMI）

判斷方法　3

還有一個重要指標就是腰圍。以中國人為例，男性腰圍 ≥90cm，女性腰圍 ≥80cm，即為腹部肥胖，或稱為中心性肥胖，這種體型又被稱為心臟病體型，是需要特別注意的。

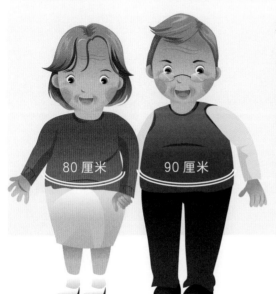

80 厘米　　90 厘米

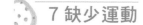

6 吸煙

吸煙是動脈硬化及冠心病的主要危險因素之一。香煙中的一氧化碳會損傷動脈內壁，造成血管壁內皮細胞缺氧，導致動脈硬化。煙中的尼古丁可使高密度脂蛋白減少，低密度脂蛋白增加，引起血小板堆積形成脂肪斑塊，從而加重動脈硬化。同時，抽煙還會引起冠狀動脈收縮痙攣，減少血流量。

7 缺少運動

如果是從事體力活動少、腦力勞動多的工作，平時又缺乏體育鍛煉，患上冠心病的可能性就比從事體力勞動多的工作者要大。缺少運動、心臟不健康者，冠心病發作的機會比經常運動者高出 2 倍。

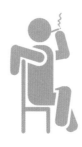 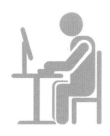

8 壓力過大，緊張

現代社會節奏快、競爭強、壓力大，都市上班族們往往長期處於一種緊張勞累的狀態，使冠心病的發病年齡日益提前，爭強好勝的各行業精英們多是冠心病的後備軍。

壓力過大、神經緊繃，會增加腎上腺素的分泌，繼而引起血壓升高、心跳加快，傷害動脈血管內壁。IT 工作者、醫生、飛行員、司機、新聞工作者等，其冠心病的發病率高於其他行業人員。

9 不良情緒

冠心病與心理狀況密切相關。中醫認為，心藏神，心、神是合一的，一方面出了問題，對另一方面會有重大影響。如果長期有憤怒、悲傷、抑鬱、苦悶、焦慮等負面情緒，經常唉聲歎氣，對血管也有很大的危害，與樂觀豁達的人相比，冠心病的發生率明顯偏高。因此，冠心病也可以說是一種心身疾病。

10 不良飲食習慣

高鹽、高油、高糖、吃肉過多、大量飲酒等不良飲食習慣對血管的健康非常不利，不僅是造成肥胖、高血壓、高脂血症、糖尿病的重要因素，也是冠心病發生、發展的一大誘因。飲食習慣多是從小逐漸養成，不易改變；所以，這也是冠心病防治的重點和難點。

11 冠心病家族史

遺傳基因的作用不容小覷，有冠心病家族史的人，會在比較年輕時就可能發生高血壓、高脂血症、肥胖及動脈硬化，隨着年齡增加，發病率明顯高於普通人，而且病情發展相對迅速。

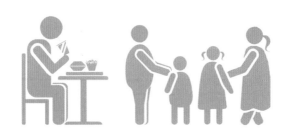

12 性別差異

冠心病發病以男性多見，男女比例約為 2：1，男性心肌梗塞的發生率也明顯高於女性。但女性在絕經後冠心病的發病率顯著上升。研究發現，雌激素有降低血脂、抑制動脈粥樣硬化的作用，因此男性發病多於女性，發病年齡也早於女性。而女性在絕經後要特別關注血管及心臟的健康，及早預防。

13 環境差異

寒冷、潮濕的環境容易誘發冠心病，所以每到冬天發病率會急劇升高。

此外，近年研究發現，長期在空氣污染較為嚴重的環境中生活，會導致動脈壁變厚、變硬，形成動脈硬化，從而增大心血管疾病的發生率。

冠心病到底
會帶來什麼危害

冠心病的致命併發症

冠心病是威脅中老年人的第一大殺手，而且低齡化趨勢日趨明顯，已經成為危害老中青三代的大病。

冠心病主要併發症為心絞痛、心肌梗塞、心律失常、心臟擴大和心力衰竭等，這幾種病症可以互為因果而同時存在，嚴重時可能發生猝死，這也是冠心病導致死亡的主要形式。

有些人在患病之初，並無任何自覺症狀，僅在體檢做心電圖時才發現心肌有供血不足的表現。此時患者往往不願就醫，認為沒有大礙。其實這時已經患了冠心病，只是由於心肌有較好的側支循環，使心肌供血減少的症狀不明顯。如果進一步發展，可能發生心絞痛。在某種應激狀態下，比如着急、生氣和劇烈運動時，血管上的粥樣斑塊就有可能被擠破，迅速形成血栓，可突然堵死動脈血管。心肌缺血早期即可誘發惡性心律失常，嚴重時會發生心肌梗塞或猝死。

心絞痛

心絞痛是由於冠狀動脈粥樣硬化狹窄導致冠狀動脈供血不足，心肌暫時缺血缺氧，引起以心前區疼痛為主要臨床表現的綜合症。這是最嚴重的一種併發症。

心律失常

因為心肌缺血而導致各種心律失常，如反復出現心律不齊、不明原因的心動過速或過緩。嚴重者可突然發作心室顫動而致猝死，也可持續累及心臟而衰竭。

冠心病

心臟擴大　心力衰竭

由於心肌缺血、壞死而引起心肌收縮功能障礙，甚至肌纖維斷裂，從而不能將靜脈回心血量充分排出心臟，導致靜脈系統血液瘀積，嚴重者還會出現肺瘀血、心衰、心源性水腫、休克等情況。

心肌梗塞

在冠狀動脈粥樣硬化狹窄的基礎上，由於某些誘因致使冠狀動脈粥樣斑塊破裂，血管中的血小板在破裂的斑塊表面聚集，形成血栓，突然阻塞冠狀動脈管腔，導致心肌缺血壞死。同時，可併發心律失常、休克或心力衰竭，常可危及生命。

冠心病有哪些症狀

即使沒有出現致命性併發症，冠心病患者平日也經常會出現氣短、胸悶、憋氣、心悸、胸痛、眩暈、出汗等症狀，並常兼患高血壓、高脂血症、糖尿病等代謝障礙性疾病。此外，下肢動脈硬化、腿腫、反復口腔潰瘍、心慌失眠等常常如影隨形，給冠心病患者增添了很多痛苦。

主要症狀

氣短、胸悶、憋氣

患者常感到空氣不夠用或呼吸困難。活動時加重，休息時減輕。平臥時加重，坐位時減輕。還會出現疲乏、無力、不想動或嗜睡等症狀，有時會有咳嗽、咳痰。

心悸、胸痛、心絞痛

在嘈雜環境及飽餐、寒冷、精神刺激、性生活、排便等情況下，出現心慌、胸痛不適、氣急、胸悶的症狀。勞累及精神緊張時出現胸骨後或心前區悶痛，或緊縮樣疼痛，並向頸頷、左肩、左上臂、後背、胃部放射，有時有頭痛、牙痛、背痛等，症狀可持續 3~5 分鐘，常伴有眩暈、氣促、出汗、寒顫、噁心及昏厥等症狀。休息後可自行緩解。但嚴重者可能發生心絞痛，甚至心肌梗塞。

腿腫

當心臟發生右心室衰竭時，靜脈血液回流不順暢，引起靜脈內壓力升高，體液滲出血管外的組織間隙，引起浮腫。右心衰水腫最早出現於腳踝內側，其狀況由心衰程度決定，輕度的水腫在活動後明顯，休息後減輕或消失，嚴重的會向上發展到全身水腫。

四肢涼麻

動脈硬化一般是全身性的，當冠狀動脈硬化的同時，肢體動脈硬化常會伴隨發生，導致肢體末端的血液循環障礙。所以，冠心病患者也常伴有手足冰涼、麻木、酸懶、疼痛等感覺，甚至出現跛行狀況，晚期還可能發生下肢動脈硬化閉塞症，導致肢端潰瘍和壞疽。

腦功能衰退

冠心病患者一來血脈不通，二來全身血管均有硬化現象；所以，常會因腦動脈或頸動脈硬化造成腦缺血、腦萎縮，早期有神經衰弱、頭暈頭痛、耳鳴、嗜睡、記憶力減退、易疲勞、情感異常（情緒易激動，缺乏自制力，隨着病情的加重，會逐漸變得表情淡漠，對周圍事物缺乏興趣）、判斷力下降等表現。中後期時可出現認知障礙、步態僵硬或行走不穩、癡呆、失語、肢體偏癱等。

夜尿多

腎動脈血管比較脆弱，冠心病患者常伴有腎動脈粥樣硬化的問題，容易引起單側或雙側腎動脈狹窄、血栓形成和腎臟缺血，導致夜尿多、頑固性高血壓，嚴重者可造成腎功能不全、腎萎縮、尿毒症等。

口腔問題

中醫認為，舌為心之苗，臨床研究也發現，冠心病往往與口腔疾病相關聯，如反復發作的口腔潰瘍、舌潰瘍、扁平苔癬等，都是冠心病患者比較多見的合併症。而由於冠心病沒有好轉，這些口腔問題也很難徹底治癒，給患者帶來進食等方面的困擾。

早早發現冠心病的蛛絲馬跡

這些狀況要當心

很多人沒有直接表現出心絞痛等冠心病的典型症狀，而只是覺得身體有些不適，想當然地認為這是一時的亞健康，並不在意。其實，很可能隱性冠心病在拉響警報了。

在生活中有很多冠心病患者去就診時，病情已經非常嚴重了，這給治療和康復帶來不少的困擾。如果在疾病出現苗頭時能及時發現，認真檢查和治療，就能起到最佳效果。

以下是冠心病可能出現的一些蛛絲馬跡，出現越多、越頻繁，越要引起高度重視。

勞累或精神緊張時出現胸骨後或心前區悶痛，或緊縮樣疼痛，並向左肩、左上臂放射，持續 3~5 分鐘，休息後可自行緩解。

夜晚睡眠枕頭低時，感到胸悶憋氣，需要枕高了才覺得舒服。

身體的莫名疼痛，如下巴、兩腮、咽喉、牙齒或是左肩、頸背部、上腹部等出現陣發性、放射性的疼痛，即使是吃了止痛藥也不起作用。

熟睡或白天平臥時突然胸痛、心悸、呼吸困難，需立即坐起或站立方能緩解。

容易感冒，也容易感到身子沉重、有氣無力，有時出現心悸、煩躁不安、冒冷汗或頭暈等不適。

聽到噪聲或在人多的地方感到心慌、胸悶。

平時沒有特別不適，但運動量或運動強度較大時，就會出現胸悶、頭痛等。

進行體力活動時出現胸悶、心悸、氣短，休息時自行緩解。

飽餐、寒冷·或看驚險影片時出現胸痛、心悸。

加強體檢的重要

定期體檢是冠心病早發現、早治療的必需要素。但大多數單位體檢一般只做常規的心電圖，不包括心、腦方面的特殊檢查。60% 以上的冠心病患者做普通心電圖檢查看不出異常，如果自己也沒有明顯症狀，就容易放過潛藏在體內的隱形殺手。

此時，就反映出加強體檢的重要性。加強體檢除了常規心電圖外，還可以選擇心臟超聲波、心電圖運動平板試驗，排除隱性冠心病存在的可能。或者做頸動脈彩色超聲波，以判斷全身整體的血管狀況。如果經濟條件允許，也可做冠狀動脈CT、冠狀動脈造影等項目，可及早發現冠狀動脈有無狹窄或堵塞。

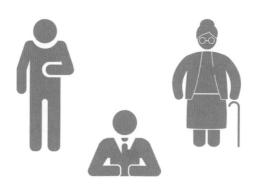

需要加強體檢的三類人

第一類：有不同程度的心絞痛及其他冠心病症狀者，要通過加強體檢來判斷血管硬化程度，為醫生選擇治療方案提供依據。

第二類：長期處於高壓下的中青年白領，雖然普通心電圖未見異常，但平時總覺得胸悶、憋氣、胸痛等不適者，最好做進一步的加強檢查，瞭解有無心肌缺血現象。

第三類：40 歲以上，且合併有高血壓、糖尿病、高脂血症的三高高危風險者，要進行加強體檢。

加強體檢的項目

心臟超聲波和血管內超聲波

心臟超聲波可以對心臟形態、室壁運動以及左心室功能進行檢查，是目前最常用的檢查方法之一。血管內超聲波可以明確冠狀動脈內的管壁形態及狹窄程度，尤其適用於對造影劑過敏、不能做冠狀動脈造影者。

頸動脈彩色超聲波

檢查頸動脈是否有硬化、斑塊形成及狹窄。由於動脈硬化是全身性疾病，而頸動脈能反映出全身血管的普遍狀況，且頸動脈粥樣硬化與冠脈粥樣硬化之間有較密切的關係，所以，頸動脈超聲波檢測可用來預診冠狀動脈硬化的存在。

心電圖運動平板試驗

這種試驗是讓人在運動平板（一種類似跑步機的裝置）上跑步，同時檢測心電圖在運動中的變化。這是通過運動來誘發冠心病狀態。如果患者平時沒有特別不適，在運動強度增大時出現胸部憋悶，甚至胸痛、頭暈，心電圖出現缺血表現，就表明是陽性結果，基本可以診斷為隱性冠心病。

冠狀動脈 CT

冠狀動脈 CT（Computed Tomography 電腦斷層掃描）這是對心臟更清晰、更形象觀察的一種現代 X 光檢查措施，可以清楚地看到心臟大血管的狀態，及血管鈣化或狹窄的地方。檢查速度快，創傷性極小，圖像清晰，價格也較易接受，是懷疑冠心病時常用的檢查手段。

冠狀動脈造影

冠狀動脈造影是醫學界公認的診斷冠心病的「金標準」。它是通過人體淺表的大動脈進入到心臟大血管中，此時可借助造影劑的顯影作用來觀察當時的心臟及血管情況，並拍照留存，也可直接放進支架，進行治療、搶救。但這是一種創傷性檢查，接受度較低。

怎樣才能讓冠狀動脈重新變軟

勞累

興奮

飽餐

寒冷

不良情緒

吸煙

悶熱

遠離這些發病誘因

冠心病調理原則

如果已經發生了冠狀動脈硬化的情況，是否情況只能越來越糟，將來的發展前景只能是放支架或做心臟塔橋手術呢？

其實，支架或搭橋等手術治療，能起到的作用只是擴張血管、疏通堵塞的血流通道，或建立新的血運通道，而不能使血管重新變軟，無法真正改善血管的硬化狀態。往往是這個地方通了，其他地方又堵了。所以，依靠手術，救急的作用更明顯，而要想全面改善血管狀態，還要從配合醫生進行藥物治療和全面改善生活方式入手。

冠狀動脈粥樣硬化是可以預防、抑制，甚至是可以逆轉的，其基本原則就是早發現、早治療、降三高、減體重、調飲食、暢心胸、勤活動。

「不心塞」的生活

冠心病的發生或突發急症等，都與日常生活有着非常緊密的關係，往往平時不易察覺，而一旦發作就讓人猝不及防。如寒冷刺激、失眠、過度疲勞或情緒波動，甚至只是突遭雨淋、一次豪飲、一次熬夜加班，都可能成為發病的導火線。在猝死患者中，90% 存在冠狀動脈病變，由此推斷，大多數猝死者很可能與冠心病突然發作有關。

不能因為已經在藥物治療，就放任生活中不健康的因素存在，不注意這些生活中的細節，往往會抵消藥物的作用。所以，認真檢查一下自己的生活方式，看看「不心塞」的生活應該是什麼樣的。

有不適去醫院，早防早治

要做生活中的有心人，愛護自己的身體。當身體出現一些不適，應及時去醫院檢查、治療和調理。許多人非常關愛家人，對自己的身體卻不在意，有不適也硬扛，反正不想去醫院，可真等病重了再治就沒那麼容易了。

心情舒暢

心情舒暢的人氣血通暢，血脈不易瘀阻。如果整天憂愁煩悶、心情不好，則會鬱結在心，氣血凝滯。若不能及時得到排解，久而久之，不通則痛。所以，遠離精神刺激、保持心情舒暢，是防治冠心病的第一要義。

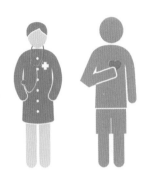
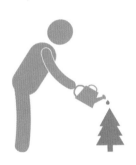

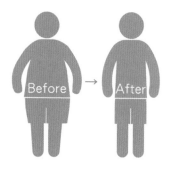
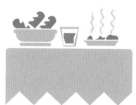

控制體重，嚴防三高

高血壓、高血脂、高血糖、肥胖是心腦血管疾病的高危因素。所以，適當控制體重，降低血壓、血脂、血糖，是血管恢復活力的重要環節。

平衡營養，定時定量

在日常飲食中，遵循低鹽、低脂、低糖原則，調味宜清淡，減少膽固醇的攝入。多吃粗糧、蔬菜、水果、豆製品，少吃油膩的肉食、動物內臟等。每餐定時定量，不暴飲暴食。

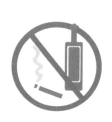

戒煙，限酒

吸煙對冠心病有百害而無一利，冠心病患者要徹底戒煙。少量飲酒有一定的活血通脈作用，而大量飲酒則有突發心腦血管意外的可能，因此，對於飲酒應該嚴格限量。

工作、休息兩不誤

對於工作和生活一定要勞逸結合、合理安排，工作時間不要排得太滿、太緊湊，避免長時間疲勞和精神緊張，要確保每天有足夠的休息和放鬆時間，不讓身體超負荷運轉。

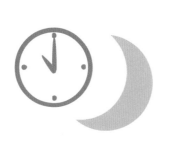
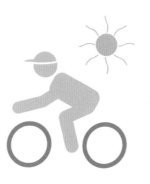

睡眠充足，不熬夜

要保證每天有 6 個小時以上的睡眠時間，晚上在 11 點之前上床睡覺。徹夜加班的情況儘量避免，長期夜班、黑白顛倒的生活最好也不要太長。按時入睡、保證每天的睡眠時間和質量，是養心的一大法寶。

適量運動

勤於運動可加速血液流通。運動則陽氣生、血脈通，或能延緩動脈粥樣硬化的進展。如果是久坐的工作，每工作 1 小時，就起來活動活動。天氣溫暖的時候，多去戶外邊曬太陽邊運動，效果更好。但運動不能過度，少而勤是重要原則。

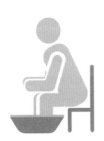
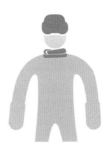

每晚泡腳

每晚睡覺前用溫水泡腳，既有助於擴張血管、改善血液循環，又可溫陽禦寒，對促進睡眠很有好處。

避寒保暖

血管也遵循熱脹冷縮的規律，寒冷會使血管收縮，易導致血脈瘀阻，而血管在溫暖的環境下容易擴張、保持血液暢通。冬天心絞痛、心肌梗塞容易發作，所以要做好避寒保暖的工作。

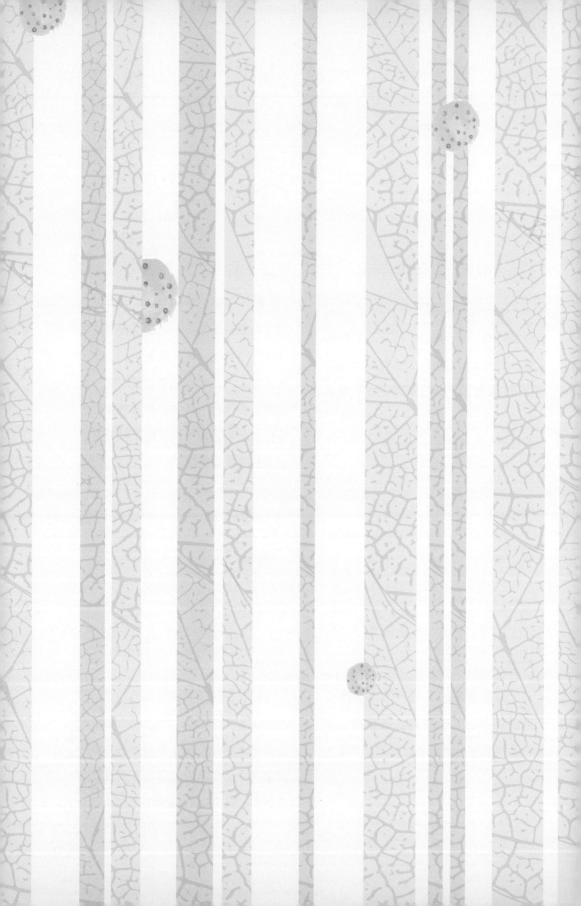

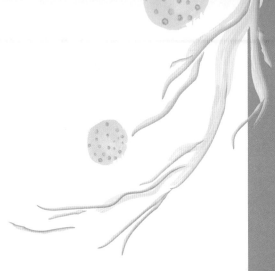

第一章

放下心中的包袱，
為心臟減負

冠心病是一種心身疾病，

其發生、發展均與抑鬱、焦慮等心理問題存在緊密的聯繫。

心藏神，心、神是合一的，

一旦神出了問題，不得安寧，心當然也不會好過，

神定則心安，精神因素不解決，心病也難治；

所以，從日常養護上來看，

應該把疏解心理問題放在養心的第一位。

性格和情緒，
潛伏在心裏的隱形壓力

遭遇冠心病，性格起作用

性格是一種複雜的心理因素。研究表明，Ａ型性格者，原發性高血壓和冠心病等心血管疾病的發生率明顯高於Ｂ型性格者。所以，Ａ型性格又被稱為「心臟病性格」。

Ａ型性格特徵

- 性情急躁，缺乏耐心，不善克制。
- 固執，爭強好勝。
- 有強烈的時間緊迫感，匆匆忙忙，言語、動作的節奏快。
- 喜歡過分爭先，苛求自己，不滿足，有強烈的進取心，競爭性強，敢闖能拼。
- 不知道休息和照料自己，不會享受生活樂趣，即使休息也難以鬆弛下來。

由於Ａ型性格者長期處於中度的焦慮狀態，其行為模式使心理和生理上源源不斷地產生緊張和高壓，積累到一定程度，心力交瘁，心血管不堪重負。

Ｂ型性格特徵

- 從容不迫，慢條斯理，不慌不忙。
- 耐心容忍，待人友善，能自己寬慰自己，消除各種煩惱。
- 不爭強好鬥，沒有競爭的壓力，不愛表現自己，不設立很高的目標。
- 會安排作息，充分享受娛樂和休閒時光，放鬆時不感到愧疚，拿得起放得下。

Ａ型性格和Ｂ型性格各有優勢，本沒有好壞之分。但如果你是冠心病的高危人群或已經得了冠心病，那就要注意改改性格，多向Ｂ型人靠攏吧！

性格自測表

- ☐ 你說話時會刻意加重關鍵字的語氣嗎？
- ☐ 你吃飯和走路時都很急促嗎？
- ☐ 你認為孩子自幼就該養成與人競爭的習慣嗎？
- ☐ 當別人慢條斯理做事時你會感到不耐煩嗎？
- ☐ 當別人向你解說事情時你會催他趕快說完嗎？
- ☐ 在路上擠車或餐館排隊時你會被激怒嗎？
- ☐ 聆聽別人談話時你會一直想你自己的問題嗎？
- ☐ 你會一邊吃飯一邊寫筆記或一邊開車一邊打電話嗎？
- ☐ 你會在休假之前趕完預定的一切工作嗎？
- ☐ 與別人閒談時你總是提到自己關心的事嗎？
- ☐ 讓你停下工作休息一會兒時你會覺得浪費時間嗎？
- ☐ 你是否覺得全心投入工作而無暇欣賞周圍的美景？
- ☐ 你是否覺得寧可務實而不願從事創新或改革的事？
- ☐ 你是否嘗試在有限的時間內做出更多的事？
- ☐ 與別人有約時你是否絕對守時？
- ☐ 表達意見時你是否握緊拳頭以加強語氣？
- ☐ 你是否有信心再提升你的工作績效？
- ☐ 你是否覺得有些事等着你立刻去完成？
- ☐ 你是否覺得對自己的工作效率一直不滿意？
- ☐ 你是否覺得與人競爭時非贏不可？
- ☐ 你是否經常打斷別人的話？
- ☐ 看見別人遲到時你是否會生氣？
- ☐ 用餐時你是否一吃完就立刻離席？
- ☐ 你是否經常有匆匆忙忙的感覺？
- ☐ 你是否對自己近來的表現不滿意？

如果以上問題你有 13 個以上打對勾，那麼你就有 A 型性格傾向，對勾越多，傾向越明顯。

12 個對勾以下的則偏向 B 型性格。

最怕心有千千結

冠心病在一定程度上是一種心身疾病，也就是說，由人的心理因素而引起或加重的身體不適反應。

「我心深深處，中有千千結」，作為歌詞，它是唯美的，但發生在生活中，它就是致病的根源。在日常生活中，遭遇不公或不順心的事、事業發展不如意、婚姻及家庭不幸福、遭遇心理創傷等，都是造成心理失衡的原因。不少人都是之前有過不愉快的經歷，本身性格又比較內向，或者自覺不內向，平時也喜歡和別人傾訴，但無意之中總是回避他最在意的，或者說最初引起他問題的那件事情，最終成了一個解不開的疙瘩。心裏不痛快，心結沒解開，積蓄時間久了，最終就會以身體不適作為突破口表現出來。伴隨着這些憂思惱怒、苦悶抑鬱而來的，往往是全身各處的疼痛不適，如頭痛、胸痛、後背痛、心絞痛。所以說，冠心病患者常常既有生理問題，又有心理問題。二者互相影響，惡性循環。

中醫也認為，情志問題是很多疾病的發病誘因。對於冠心病來說，過度憂思惱怒、情志不遂會傷肝又傷心，導致氣滯血瘀、氣血不暢，引起心前區疼痛。

對於這樣的患者，單一的活血通絡藥物可能起不到很好的作用，必須通過心理疏導，真正地解開心結，才能控制好病情。心病還需心藥醫，就是這個道理。

心身疾病，又稱精神生理反應，就是以軀體疾病或以軀體原因為發病的起因，但由於病人具有一定的性格缺陷，在發病後，引起以焦慮、憂鬱為主的強烈的精神心理因素作用，促使原有症狀惡化和複雜化，造成惡性循環，久久不癒，而經過以精神治療為主，輔以軀體治療後，可獲得緩解或好轉的疾病。簡言之，心身疾患就是那些主要受心理精神因素影響的軀體疾病。

情緒波動帶來心臟危機

除了情緒鬱結會加重動脈硬化之外，情緒的起伏波動也會給心臟帶來很大的負擔，尤其是過激情緒，容易造成心絞痛發作，也是猝死的常見原因。研究表明，老年期冠心病患者約51%存在抑鬱情緒，70%存在焦慮情緒障礙，其中15%存在重度焦慮，致死性血管事件與驚恐、焦慮發作密切相關。同時，情緒波動大的冠心病患者，要比遇事冷靜的發生心血管急症的風險增大5~7倍。

過激情緒包括大喜、大悲、暴怒、焦慮、煩躁、抑鬱、緊張、驚恐、憎恨、失望等。人在情緒不佳或受到刺激時，生理會產生應激反應，交感神經易處於亢奮狀態，引起冠脈血管收縮和心率加快，血壓升高，導致心肌耗氧量增加，如供氧量又不足，就會誘發心血管急症。

中醫認為，心主血脈而藏神，具有主宰五臟六腑、一切生理活動和精神意識思維活動的功能。心血充足則神志清明，神寧則心安，而如果出現喜、怒、憂、思、悲、恐、驚等七情過度的狀況，就會發生氣血失調、神志散亂、心神不寧，心悸、心痛、失眠等異常現象。只有讓自己冷靜、鎮靜、平靜，才能平心、順氣、定神、安體。

由此可見，不論從中醫角度還是西醫角度看，冠心病患者都要注意調控自己的情緒，這是自我保護的一個關鍵。

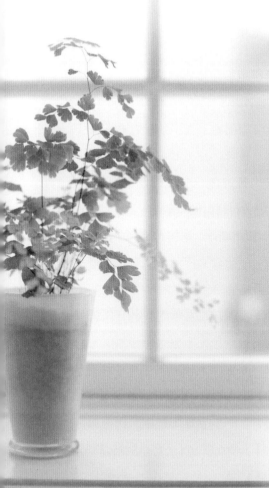

淡化自我——
不強求的內心世界

不要處處與人爭個高低

在Ａ型性格者的心中，人生就是一場競賽，處處皆賽場。競爭讓他們興奮，輸贏是最在意的結果，贏了歡天喜地，輸了垂頭喪氣。

想想看，從兒童時期開始，就不能輸在起跑線上；上學後就比學習成績；到了成年，比外貌、比吃穿、比資歷、比財富、比地位、比工作、比家庭；到老了還要比身體、比兒孫。一輩子都在競爭中，哪還有輕鬆的時刻！

更可怕的是，為了贏得競爭，就加入了「鬥」。處心積慮，爭權奪利，欲壑難填，一旦索求不得，又難以釋懷，傷心又傷身。

對於爭強好勝的人，建議去看看老子的《道德經》，認真理解一下不爭、無為的理念。不爭是一種修為，就是不要那麼看重最後的結果，不要和人比較，不要看輸贏，不要重得失。無為就是要順應自然規律，不要強求，不要妄為。

「爭」是小聰明，「不爭」是大智慧。把後面這些話當成座右銘，時時看一看，想一想，念一念，對解除精神壓力、改善心理狀態很有好處。

智者 筬言

名與身孰親？身與貨孰多？得與亡孰病？甚愛必大費，多藏必厚亡，故知足不辱，知止不殆，可以長久。——春秋 · 老子《道德經》

（名望與生命相比哪一樣比較重要？生命與財物相比哪一個比較重要？得到名利與失去生命相比哪一樣的結果比較壞？越是喜愛的東西，想獲得它就必須付出越多；珍貴的東西收藏得越多，在失去的時候會越難過。所以，知足的人不會受到屈辱，適可而止的人不會招致危險，生活得更長久。）

夫唯不爭，故天下莫能與之爭。——春秋 · 老子《道德經》

（正因為不與人相爭，世上也就沒有人能和他相爭。）

怪當今居世之士……但競逐榮勢，企踵權豪，孜孜汲汲，惟名利是務，崇飾其末，忽棄其本，華其外而悴其內。皮之不存，毛將安附焉？——東漢 · 張仲景《傷寒論》

（奇怪的是現在的人只是爭相追求榮華權勢，仰慕權貴豪門，迫不及待地一味追求名利地位，重視名利那個末節，而輕棄身體這個根本，使自己的外表華美，內在卻衰敗。皮不存在了，毛將附在哪裏呢？）

但行好事，莫問前程。——《增廣賢文》

（要多做有益的事，而不要去考慮以後會怎樣。）

胸襟豁達，凡事都要想得開

人生在世，不如意事十有八九，這就是生活的常態。只有保持豁達的內心、寬廣的胸懷、從容的態度，才能將大部分的不如意淡然化解。

從工作、學習到家庭生活，每個人、每個家都有一本難念的經，各種煩惱、糾葛如影隨形，常常讓人處於急躁、憂鬱、多疑、怨恨等負面情緒中。要知道，這個世界不會以個人的意志為轉移，很多事也不會因你而改變，能夠改變的只有自己對待這些煩惱的態度。生死之外無大事，貧富榮辱要看淡。身體健康才是最大的幸福，其他都是浮雲。

智者 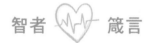 箴言

寵辱不驚，閑看庭前花開花落；去留無意，漫隨天外雲卷雲舒。
——明‧洪應明《菜根譚》

大肚能容，容天下難容之事；開口便笑，笑世上可笑之人。
——北京潭柘寺對聯

昔日寒山問拾得曰：世間謗我、欺我、辱我、笑我、輕我、賤我、惡我、騙我，如何處治乎？拾得云：只是忍他、讓他、由他、避他、耐他、敬他、不要理他，再待幾年，你且看他。
——浙江台州國清寺

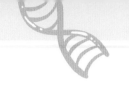

向林則徐前輩學習制怒

發怒是人的自然本能，而制怒卻是後天修煉的結果，不是人人都能做到的。

在這一點上，我們不妨學清朝名臣林則徐。林則徐是性情剛烈之人，面對官場腐敗、內憂外患，他常常情緒波動很大，怒不可遏。後來他知道發怒無濟於事，反而給小人製造攻擊他的口實。這讓他認識到，冷靜面對問題，找到應對辦法，比發怒重要得多。於是，他在自己的書房中掛了一塊制怒的條幅，時刻告誡自己發怒無用、快些冷靜。

在我們日常生活中，不像林則徐那樣有什麼大是大非、國家安危的問題，多的是一些生活瑣事，為這些事發怒就更不值得了。

制怒需要克制忍耐、冷靜公正、善良寬容、體諒他人。尤其是老人，切忌倚老賣老、隨意發脾氣，更是不宜生悶氣。當遇到一些不順心的事情，如果自己在那生悶氣，就會把氣悶在心裏，最後氣出冠心病或其他病來。

想到要制怒，又不要悶在心裏，那有了氣怎麼辦？當然是把它排解掉。排解怒氣的方法有傾訴、轉移注意力、內心淡化等。最好的修為是不生氣，試試看，其實也沒有那麼難。

制怒

將下面這首打油詩送給愛生氣的人。

《莫生氣》

人生就像一場戲，因為有緣才相聚。
相扶到老不容易，是否更該去珍惜。
為了小事發脾氣，回頭想想又何必。
別人生氣我不氣，氣出病來無人替。
我若氣死誰如意，況且傷神又費力。
鄰居親朋不要比，兒孫瑣事由他去。
吃苦享樂在一起，神仙羨慕好伴侶。

「我」變小了，心就安寧了

養生重在養心，特別是冠心病患者，平時要格外注意養心，讓自己的內心安靜。

養心的法寶是淡化自我，減少欲望，淡泊名利，心底無私。

不少人習慣以自我為中心，認為「我」頂天立地，甚至可以戰天鬥地，把「自我」看得太重，就容易有太多慾望，陷入功名利祿的泥潭，反而成為金錢、權力的奴隸。在這種心態下，要想內心平和安寧，幾乎是不可能的。

只有把「我」放在整個社會和自然界中，知道它的渺小，它的局限，才能打消那些虛妄的念頭，拋棄患得患失的心理，擺正自我的位置。

在道家眼中，最高的境界是「無」，與佛家所說的「空」有異曲同工之妙。不論是「無我」，還是「忘我」，都是無慾無求的境界，當自我變小的時候，內心就會寬廣起來。

也許我們達不到天人合一，物我兩忘那麼高的境界，但至少可以讓「我」小一點，再小一點，這樣內心也就會變得更寬一點。

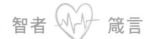

智者　箴言

不以物喜，不以己悲。——北宋・范仲淹《岳陽樓記》
（不因外物的好壞和自己的得失而或喜或悲。）

恬惔虛無，真氣從之。——《黃帝內經》
（心態恬靜淡然，無所慾求，才能充滿生命的能量。）

老年人要特別重視心理

唐代孫思邈的《千金翼方》中說：「人年五十以上，陽氣日衰，損與日至，心力漸退，忘前失後，興居怠惰，計授皆不稱心，視聽不穩，多退少進，日月不等，萬事零落，心無聊賴，健忘噴怒，情性變異，食飲無妙，寢處不安……」這段話生動論述了人在年老過程中的生理、性格及情緒狀態的一系列變化。

在西方，老年心理學的研究主要包括人的感知覺、學習、記憶、思維等心理過程以及智力、性格、社會適應等心理特點因年老而引起的變化。

老年人如果對心理變化缺乏思想準備的話，常常導致心理問題成為心腦血管急症的始動因素。所以，老年人如果能意識到自己有以上心理變化，就要及時通過自我克制、自我糾正、自我寬慰來調整，豐富生活內容，克服不良情緒。

研究發現，老年人確實有比較特殊的心理特點：

健忘

老年人有不同程度的腦萎縮狀況，造成智力減退，記憶力下降，容易健忘。

焦慮抑鬱

隨着身形衰老，老年人易出現焦慮抑鬱的情緒，表現為內心空虛、自責、苦悶，或有大難臨頭的緊張感，惴惴不安，擔心害怕。

情緒多變

當腦退化或有腦部疾病時，常有明顯的情緒變化，往往失去自我控制，容易勃然大怒，難以平靜，其情緒激動程度超出常理。

疑病

一些老年人總懷疑自己有某種疾病，個性又比較頑固、執拗，過分在意和放大不適感，並為此失眠、心神不定、反復求醫。

猜忌

不少老年人對周圍人的不信任感增強，常計較別人的言談舉止，嚴重者認為別人居心叵測，常為之而猜疑重重。加上判斷力和理解力減退，常使這些想法變得更為頑固，甚至發展成為妄想。

慢活人生——
不緊張的生活節奏

調整工作節奏，避免過於緊張

有一種毒藥叫成功。

如果為了工作，上緊發條，過度付出心力，甚至絞盡腦汁、苦心鑽營，對身體造成很大的損害。鞠躬盡瘁的結果往往是出師未捷身先死，怎不令人歎息！

對於工作節奏過快、承擔的責任和風險又較大的人來說，心累是健康最大的危險。心累是一種更嚴重的疲勞感，是長期的高度緊張造成的，它比單純的身體疲勞還要有害，是全面的身心透支，尤其是對心血管的損害更大，長期下來，不僅心臟病會找上門，精神也容易出現焦慮、抑鬱的傾向。

要緩解心累的狀況，就要重新審視自己的生活，把腳步放慢，去感受生命的美好。可以從下面幾方面做起。

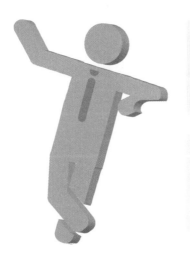

降低目標

制定一個符合自己實際能力的目標，不要好大喜功，給自己加壓。

分擔責任

學會放權和用人，把責任分攤一些，自己的壓力也小一點。

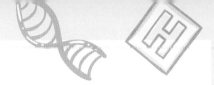

制訂計劃要留有餘地

計劃不能排得太滿，要考慮到中途可能會有一些不可預知的干擾。如果計劃制訂得不合理，再按照計劃疲於奔命，最後肯定要焦頭爛額。

掛上警示牌

辦公室牆上、辦公桌上、家裏的客廳可以掛上下面這些字：欲速則不達、過猶不及等等，時刻提醒自己適當慢一點。

適當關掉手機

下班後關掉手機，可以讓你心情放鬆一些。如果休息時間就是玩手機，即便是想休息娛樂，但大腦並沒有放鬆下來，非常容易疲勞。

減少應酬

不是必需的應酬能推就推，尤其各種飯局、酒局，能躲就躲。

經常參加體育活動

最好每天能有一定的鍛煉時間，哪怕只是走路，如上下班路上徒步走上半小時，都會給身體帶來一份重振和放鬆，對緩解壓力很有好處。

保證休息

合理安排工作時間，該休息時就休息，該睡覺時一定要睡覺，且睡眠時間不能少於 6 小時，養成良好的生活規律。

給自己放假

誰離開了地球都照樣轉，放幾天假，天也塌不下來，換個環境放鬆一下，可以讓高度緊張的大腦得以休整。在家休閒或外出旅行可以起到給身心充電的作用，有利於保持旺盛的精力。

放慢語速和動作速度

語速快、動作快、反應快的人緊張程度高，你完全可以語速慢一點兒，語氣平和一點兒，只要關鍵點都說到了，什麼事也不耽誤。在行動上，把動作放慢一些，身體也會放鬆許多。

寬以待人，也不要苛求自己

有些人自己做事風風火火、馬不停蹄，沒有閒下來的時候。這樣的人對人和事物的要求都比較高，看到別人慢吞吞、跟不上自己的節奏，達不到自己的要求，或做錯了事情，就起急冒火，不依不饒。如果是自己沒有達到目標的話，又會充滿內疚和自責，甚至自我懲罰。真是嚴於律己，又嚴以待人。

高標準、嚴要求本不是壞事，做事認真負責也是成功者的必要素質，但這類人往往是心血管病的高發人群，尤其是已經有心血管病症狀者，要注意對他人和自己都要寬容一些。能做到的盡力而為，對沒有做到的也不求全責備。對別人的過錯要多理解和體諒。

人非聖賢，孰能無過？過而能改，善莫大焉。毛主席也說過：世界上只有兩種人不會犯錯誤，一種是還沒出生的人，一種是已經死去的人。

不論對自己的錯誤，還是別人的錯誤，汲取教訓、反思原因、真心彌補就夠了，不要得理不饒人，沒完沒了。事情了結就讓它過去，不要找後賬。

學會釋放自己的壓力

如果已經積累了太多的不良情緒，或工作壓力過大、精神鬱悶的時候，不能總是自己悶着，有時候需要找個合適的方式發洩一下。適度宣洩，有利於化解鬱氣，使氣機調暢，保持輕鬆心態，有利於預防冠心病的發生。

用冥想放鬆自己

運用閉目冥想來放鬆，清空大腦。通過想像美好的事物或你最喜歡的事物，可以最大程度地放鬆身心，達到一種「入靜」的狀態，如想像「藍天白雲下，我坐在平坦綠茵的草地上」。冥想特別適合緊張、疲勞又睡不好覺的人。

不要忍住眼淚

眼淚是排解心靈壓抑的通道，哭泣能緩解壓力，釋放悲傷、痛苦、委屈、緊張、鬱悶、不安等不良情緒。哭出來，心情就好多了。

高喊

到山上、河邊等人少的地方大喊幾聲，可以把積在胸中的鬱悶發洩出來。

常運動

汗水和眼淚一樣，也是一種排毒的通道。運動過程中出出汗，身心都會輕鬆很多。此外，運動也會改善血管狀態和全身的血液循環，一舉多得。

看喜劇放鬆心情

看看喜劇、相聲、小品等輕鬆愉快的節目，可以轉移注意力，通過開懷大笑來釋放壓力，回歸快樂。

靜靜地讀本書

讀好書是和智者交談，建議多看經典名作，它能開闊視野，啟發思維，使人在潛移默化中變得心胸開闊，氣量豁達。

歌舞

音樂、舞蹈是靈魂的慰藉者，它能讓人全身心地放鬆，跟隨它或歡愉、或寧靜，忘記煩惱。找自己喜愛的曲目，高歌一曲，歡舞一場，心胸暢達，煩悶頓消。

學會傾訴

找親屬或好朋友聊聊天，把鬱結在心的事情說出來，即便沒有找到解決問題的辦法，只是傾訴，心情也會舒暢很多。

吃個水果，喝杯茶

吃蘋果、香蕉、柑橘能緩解壓力，不僅攜帶方便，而且這些水果的香氣也可使人精神放鬆。花茶解壓效果最好，如茉莉花茶、玫瑰花茶、菊花茶等都是不錯的選擇，非常適合在工作間歇飲用。

投入自然的懷抱

到大自然中去，聞花香、草香，看綠樹、藍天，聽鳥唱蟲鳴，讓陽光曬曬肌膚，這一切都會讓你對生命有所感悟，壓力也隨之化解。

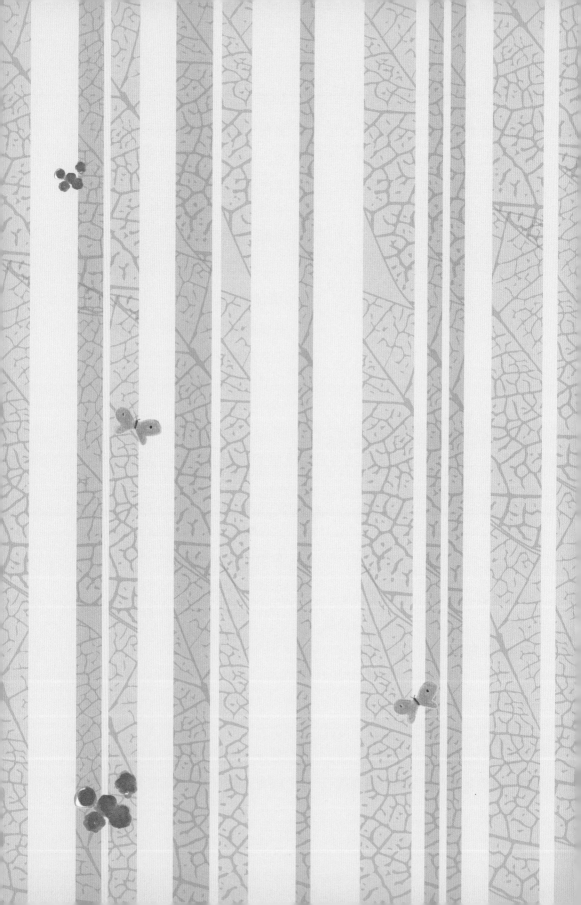

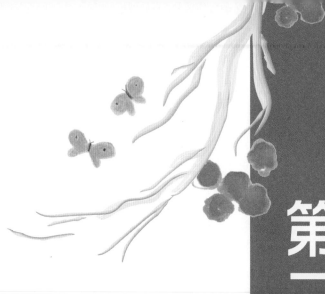

第二章

吃對每餐食物，
幫助血管掃清障礙

藥食同源，吃對每餐食物，勝過一把藥片。

本章把冠心病患者容易出現的飲食問題一一梳理，

從飲食習慣的糾正到日常食材的選擇，

詳細解讀，全面把關，

再配以傳統的中醫藥膳調理，

讓你的血管更暢通。

善用日常食材，吃對每一餐

控制熱量攝入，降脂減肥

減肥就是調節出入平衡

由於肥胖對冠心病的發生、發展有着重要的促進作用，所以，冠心病患者應控制好體重。

控制體重沒有捷徑，不外乎少吃和多動，調整好人體「入」和「出」的平衡。「入」就是我們通過每天飲食攝入的總熱量，而「出」指一切消耗的熱量，包括基礎代謝、身體活動以及通過大小便、汗液等排出的熱量。

這是一個動態平衡，當入大於出時，人體就慢慢發胖，當入小於出時，人體就慢慢瘦下來。

人的基礎代謝約佔每天能量消耗的 60%~70%。人到中年之後，基礎代謝會逐漸減少，有代謝綜合症的人更加明顯，再加上運動量也減少，此時如果進食量還和以前一樣的話，就會日漸發福，腰圍越來越粗。

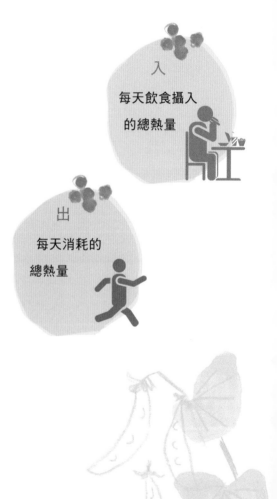

入
每天飲食攝入
的總熱量

出
每天消耗的
總熱量

每天應攝入多少熱量

人體每天攝入的各種食物所提供的能量不應超過人體所需要的能量，食不過量是減肥的重要原則。

人的進食量通常受食慾控制。正常生理狀態下，食慾可以有效地控制進食量，保持健康的體重，此時可以吃飽而不吃撐。但是由於種種原因，有些人不能有效地控制進食量，滿足其食慾的進食量往往要超過身體的實際需要，造成過多的能量攝入，引起超重、肥胖。此時就需要適當限制進食量。

根據《中國居民膳食指南》提供的數據，以中國城市 18~59 歲的輕體力勞動者為準，每日平均應攝入的熱量為：男性 2200 千卡，女性 1800 千卡。

讀者可以根據自身的情況調整攝入量。一般來說，如年齡超過 60 歲的要適當減少至此標準的 60%~70%，即男性不超過 1500 千卡，女性不超過 1200 千卡。身材小的人可適當減少，活動量較大、體力勞動多的人可適當增加。

每日平均攝入熱量

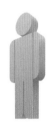 

	男	女
	2200 千卡	1800 千卡

相當於每天攝入的食物量

食物	男	女
穀類	300 克	250 克
蔬菜	400 克	300 克
水果	300 克	200 克
肉禽魚	150 克	100 克
蛋類	50 克	25 克
豆類豆製品	40 克	30 克
牛奶奶製品	300 克	300 克
油脂	25 克	25 克

三餐分配，定時定量

三餐分配要合理

要想控制好每天的總熱量攝入，就要合理安排一日三餐的時間及食量，做到定時定量進餐。

早餐提供的能量應佔全天總能量的25%~30%，午餐應佔30%~40%，晚餐應佔30%~40%，可根據職業、勞動強度和生活習慣進行適當調整。

不少上班族來不及吃早餐，午餐將就一下，最豐盛的一餐是晚餐，這對健康非常不利。要每天吃早餐，並保證其營養充足；午餐要種類多樣，以吃好為原則；晚餐則要適當少吃，以免加重代謝障礙，給心血管增加負擔。

零食作為一日三餐之外的營養補充，可以合理選用，但來自零食的能量應計入全天能量攝入之中。

每餐少吃一兩口

每一餐都不要暴飲暴食。俗話說「一口吃不成胖子」，但一口一口累積起來，就可能吃出來了。從體重增加發展到肥胖，往往要經歷一段較長的時間，預防超重要從每餐少吃一兩口做起。最好在感覺還欠幾口的時候就放下筷子，尤其不要包攬消滅殘羹剩飯的工作。

細嚼慢嚥控制食量

狼吞虎嚥、進食過快是引發食量超標的重要原因。由於大腦需要約20分鐘才能收到吃飽的信息，吃得過快很容易在不知不覺中吃進太多食物，所以，進餐時要細嚼慢嚥，充分咀嚼，這樣有利於食物的消化，減輕腸胃負擔，增強飽腹感。

6:30~08:30

早餐要吃飽
佔25%~30%

11:30~13:30

午餐要吃好
佔30%~40%

17:30~19:30

晚餐要吃少
佔30%~40%

正確認識膽固醇

血液中的脂類過多，也就是我們常說的高脂血症，是導致動脈硬化、冠心病的始作俑者。

脂類物質主要分為兩大類：一類是脂肪，主要為甘油三酯，是人體內含量最多的脂類；另一類叫類脂（即具有脂類性質的物質），是生物膜的基本成分，除包括磷脂、糖脂外，還有很重要的一種叫膽固醇。

膽固醇廣泛存在於動物體內，尤以腦及神經組織中最為豐富，在腎、脾、皮膚、肝和膽汁中含量也很高。膽固醇不溶於水，也不溶於血液。它不僅參與形成細胞膜，而且是合成膽汁酸、維他命 D 以及一些激素的原料。膽固醇並非是對人體有害的物質。雖然膽固醇過高有患上心血管疾病的隱患，但過低的話，也容易造成貧血、免疫力下降等問題。所以，保證膽固醇的供給、維持其代謝平衡是十分重要的。

那麼，每天攝入多少膽固醇合適呢？專家建議，健康成人每天膽固醇的攝入量應為 50~300 毫克，而高脂血症、動脈硬化、冠心病患者，每天膽固醇的攝入量應低於 200 毫克，相當於 1 個雞蛋黃中的膽固醇含量。

膽固醇分為高密度脂蛋白膽固醇（HDL-C）和低密度脂蛋白膽固醇（LDL-C）兩種。HDL 對血管有保護作用，又稱為好膽固醇；LDL 則不斷將垃圾堆積到血管裏，損害血管健康，又稱為壞膽固醇。

冠心病患者應努力降低人體內 LDL 的含量，而增加 HDL 的含量。

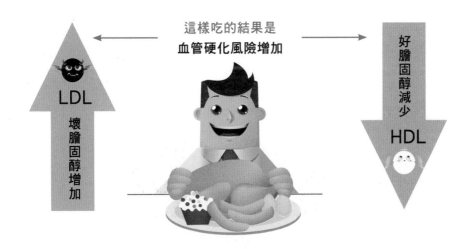

這樣吃的結果是
血管硬化風險增加

LDL
壞膽固醇增加

好膽固醇減少
HDL

🍴能降低膽固醇的營養成分

膳食纖維

　　膳食纖維包括纖維素、半纖維素、果膠、木質素等物質，雖然不易被人體胃腸道消化，但對人體健康有着不可代替的特殊作用，被稱為人體的清道夫，血管的保護神。

- 攝入膳食纖維後可增加飽腹感，控制進食量，防止肥胖。
- 使好膽固醇增加、壞膽固醇減少，抑制膽固醇的吸收，促進膽固醇的排泄，防止血脂升高。
- 刺激腸道蠕動，軟化糞便，增加糞便體積和排便頻率，從而改善便秘，增加排便量。
- 吸附有毒物質，淨化和改善人體內環境。
- 降低餐後血糖，改善人體代謝功能。

　　植物性食物是膳食纖維的寶庫。其中，粗雜糧、豆類、綠葉蔬菜、根莖類蔬菜、菌藻類食物、水果中含量較高。如燕麥、粟米、大豆、芹菜、洋葱、蘿蔔、海帶、香菇、蘋果等。

牛磺酸

　　牛磺酸是一種含硫的非蛋白氨基酸，作為一種活性物質，對人體起着十分重要的生理調節作用。

- 能增加脂質和膽固醇的溶解性，降低血液中膽固醇的含量。
- 可抑制血小板凝集，保持人體正常血壓，防止動脈硬化等心血管疾病。
- 保護心肌細胞，可抗心律失常，治療心力衰竭。
- 有降血糖作用。

　　海洋生物是牛磺酸的主要來源，如墨魚、章魚、青花魚、沙丁魚等海魚、蝦、紫菜以及牡蠣、海螺、蛤蜊等貝類，牛磺酸含量都很豐富。

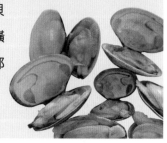

卵磷脂

卵磷脂和膽固醇一樣，也是一種類脂，但作用與膽固醇不同。

- 可把沉積在血管壁上的膽固醇溶解到血液中，促進膽固醇的排泄，減少沉積，調節血脂水平，有效降低高脂血症、動脈硬化及冠心病的發病率，保護心臟。

- 修復動脈血管硬化造成的細胞損傷，促進再生，提高細胞膜強度，使血管變結實，有利於防止血栓形成。

富含卵磷脂的食物有雞蛋、大豆、魚等。

維他命 C

維他命 C 是一種水溶性維他命，可改善膽固醇的代謝，預防心血管疾病。

研究顯示，血液中維他命 C 含量與人體內 HDL（好膽固醇）含量成正比。試驗證明，連續每天服用維他命 C 0.5 克，血液中的膽固醇含量就會降低。

各類新鮮蔬果都是維他命 C 的來源，生食蔬果可以更多地保存和攝入維他命 C。

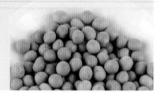

維他命 E

維他命 E 是一種脂溶性維他命，也是一種重要的抗氧化劑，可延緩血管老化，維持血管彈性，並改善脂質代謝，對預防動脈硬化有一定的作用。維他命 E 還可抑制血小板凝集，從而降低心肌梗塞和腦梗塞的危險性。

維他命 E 廣泛存在於蔬果、堅果、瘦肉、乳類、蛋類、壓榨植物油等食物中，尤其是芝麻、粟米、杏仁、花生、大豆油、橄欖油、魚肝油、小麥胚芽等。

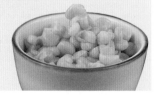

合理選擇膽固醇食物

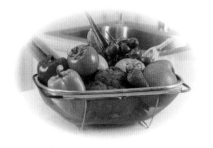

零膽固醇食物

植物性食物普遍不含有膽固醇，而含植物固醇。這類物質不易為人體吸收，攝入過多還可抑制膽固醇的吸收。所以，動脈硬化、冠心病患者可以放心多吃豆類、穀類、蔬菜、水果等食物，對血管健康非常有益。

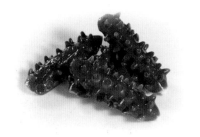

低膽固醇食物

低膽固醇食物是指每 100 克食物中膽固醇含量低於 100 毫克的食物。種類有：瘦肉（豬、牛、羊）、黃魚、帶魚、去皮雞鴨肉、鯉魚、鯧魚、海蜇皮、牛奶、海參等。

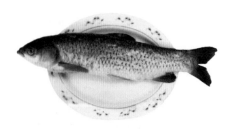

中膽固醇食物

中膽固醇食物是指每 100 克食物中膽固醇含量為 100~200 毫克的食物。種類有：草魚、鯽魚、鰱魚、鱔魚、河鰻、甲魚、蟹肉、豬排等。

高膽固醇食物

高膽固醇食物是指每 100 克食物中膽固醇含量為 200 毫克以上的食物。已經發生動脈硬化、冠心病患者要注意少吃一些。此類食物主要包含以下種類。

動物腦

如豬腦膽固醇含量最高，其次為牛腦、羊腦。

動物內臟

如豬、牛、羊、雞、鴨的心、肝、腎、腸等，均含有較高的膽固醇。

蛋黃

雞蛋、鴨蛋、鵪鶉蛋、皮蛋等蛋類的蛋黃中含有大量膽固醇。

貝類

如鮮貝、赤貝、蠔、扇貝、鮑魚、蛤蜊等通常含有較多膽固醇。

魚蝦類

如魚子、蟹黃、墨魚、魷魚、蝦米、蝦皮等膽固醇偏高，蝦頭也是膽固醇較集中的地方。

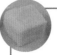

動物油

牛油、奶油、羊油、豬油等動物油脂中膽固醇較多。

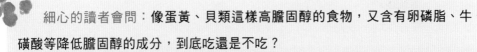

細心的讀者會問：像蛋黃、貝類這樣高膽固醇的食物，又含有卵磷脂、牛磺酸等降低膽固醇的成分，到底吃還是不吃？

這看似矛盾，其實，還是要從整體的角度去看，而不要單一突出某種成分的作用。每種食物都是營養素綜合體，營養素之間也有一種天然的平衡，當一種物質太高時，往往會有另一種抑制它的成分存在，使它不會對人體特別有害。不必一看膽固醇含量高就禁食某類食物，且膽固醇的含量高，並不意味着 LDL（壞膽固醇）含量高，還可能是 HDL（好膽固醇）含量高。所以，控制總量、平衡比例、注意搭配就好了。比如雞蛋，正常人每天平均吃一個雞蛋，沒有多大問題，有心腦血管病的人每週吃 2~3 個，也不會有多大問題。再如，吃魚蝦貝類時搭配吃海帶、紫菜，血管也不會硬化，日本人的心血管疾病率較低就是較好的證明。

複合主食最健康

控制單糖和雙糖的攝入量

糖類又稱碳水化合物，主要是提供熱能。人體所需要的 70% 左右的能量都是由糖提供的。所以說，糖是人體所需能量的主要來源，只有當人體糖分不足時，才會消耗脂肪。

糖分為單糖、雙糖和多糖。在這些糖中，除了單糖能被人體直接吸收外，其餘的糖都要在體內轉化為葡萄糖後才能被吸收利用。

單糖甜度高，吸收速度最快，其次是雙糖。而多糖進入人體後有一個較長的水解過程，所以消化得較慢，一些纖維素類物質無法水解，因此提供的能量較少，且有增加飽腹感、抑制食慾、促進代謝、預防便秘、降低膽固醇等作用，對控制血脂、血糖升高較為有益。

因此，在日常飲食中，攝入的糖類最好從米、麵等多糖類主食中來，而且要限制單糖和雙糖的攝入量。

單糖

由於無法水解成為更小的碳水化合物，因此它是糖類中最小的分子。人體吸收速度最快、最直接、利用率最高。如葡萄糖、果糖、半乳糖等。在水果、蜂蜜中含量豐富。

雙糖

也稱為二糖，是由兩個連接在一起的單糖組成的糖類，它們是最簡單的多糖。如蔗糖（紅糖、白糖、砂糖）、麥芽糖、乳糖。

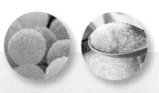

多糖

經水解後可產生至少 6 分子單糖的糖類。如澱粉、纖維素、糖原和木糖。其在穀類、根莖類及蔬菜中含量較多。

🦋 吃好主食，打牢根基

中國自古有五穀為養的理念，穀類及薯類等多糖類食物被稱為主食，位於營養金字塔的底層，是膳食結構的基礎。在食物多樣化的前提下，日常飲食應以穀類食物為主，佔食物比例的50%~60%。

以穀類為主的飲食模式既可以提供充足的能量，又可以避免攝入過多脂肪較高的動物性食物，避免高能量、高脂肪、低膳食纖維飲食模式的缺陷，能預防或減少心腦血管疾病、糖尿病和癌症等慢性病。

一般成年人每天應攝入250~300克穀類食物，除了大米、小麥，還包括糙米、蕎麥、燕麥、粟米、小米等粗糧，以及薯仔、番薯、南瓜等富含澱粉的薯類。同時要注意粗細搭配。

🦋 粗細搭配法

對於心血管病患者來說，單一的精米、白麵粉遠不如粗細搭配的複合主食來得健康。尤其應多加些粗糧、薯類，以增加膳食纖維的攝入，起到降糖、降脂、通便的作用。如蕎麥中含有煙酸和蘆丁，有軟化血管、增加血管彈性的作用；燕麥含有B族維他命、卵磷脂等，具有降低膽固醇和甘油三酯的作用；薯仔、番薯中豐富的膳食纖維可避免血糖飆升、促進排便等。

在煮飯、熬粥時，可以在大米中添加一把糙米、小米、黑米等；在和麵時，可以在白麵粉中添加粗粒粟米粉、蕎麥麵粉、全麥麵粉等；每週至少一次，以薯類作為主食；在吃早餐時，將白麵包改成全穀物麵包，或用牛奶泡一碗燕麥粥。這些都是主食粗細搭配的好方法。

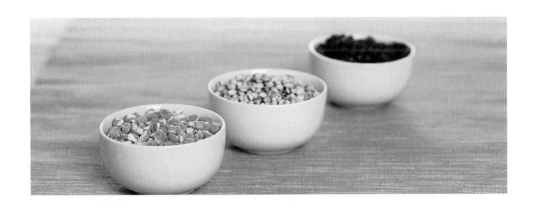

吃豆類食物的好處

在中國的傳統飲食中非常重視豆類食物，不僅直接用來煮飯、熬粥，還做成豆腐、豆漿、豆乾、豆醬、豆豉等豆製品食用。這是一種優良的飲食傳統，完全符合現代營養學的理念。

豆類的品種很多，主要有大豆（黃豆）、蠶豆、綠豆、豌豆、紅豆、黑豆等。豆類的營養對人體健康有很多好處。

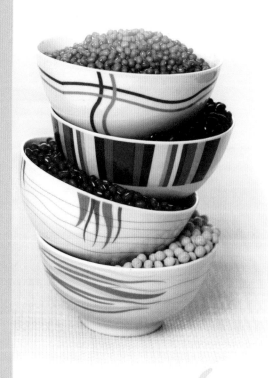

優質植物蛋白質

豆類及豆製品蛋白質含量很高，一般在 20%~40%，以大豆含量最高，因此又被稱為植物肉。

豆類不僅蛋白質含量高，而且質量也好。豆類蛋白質的氮氨酸組成與動物蛋白質相似，接近人體需要，是最好的植物蛋白。其中穀類食物中較為缺乏的賴氨酸在豆類中含量豐富，因此宜與穀類混搭食用。

豆類如果直接食用，人體對其蛋白質的吸收率不高。但如果經發酵加工做成了豆腐等豆製品，其蛋白質的消化率就大大提高。如整粒的熟大豆，蛋白質消化率在 65% 左右，而豆腐的蛋白質消化率高達 92%~96%。所以，豆腐的營養價值更高。

不飽和脂肪酸

大豆是富含植物油脂的食物，脂肪含量高達 18%，且多由不飽和脂肪酸組成，易於消化吸收，並含有豐富的亞麻酸、亞油酸和磷脂，對人體有益。因此，大豆和豆油常被推薦為防治冠心病、高血壓、動脈粥樣硬化等疾病的理想食品。

其他豆類含脂肪僅 1% 左右，也以對人體有益的不飽和脂肪酸為主。

大豆異黃酮

豆類中所含的大豆異黃酮有植物雌激素的美譽，可以緩解女性更年期的不適症狀。女性絕經後容易患心血管疾病，與失去體內雌激素的保護有關。據研究，大豆異黃酮有降低人體 LDL（壞膽固醇）的作用。多吃豆類，可以改善人體內分泌的平衡，降低人體膽固醇，從而降低心血管疾病的發病率。

膳食纖維

豆類也是富含膳食纖維的食物，對抑制脂肪和膽固醇的吸收非常有好處，常吃可助通便、減肥、降三高。

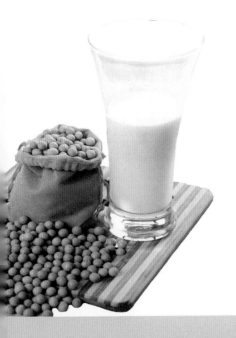

豆類普遍具有健脾益氣的養生功效，做成豆腐、豆漿等豆製品後，牙齒不好的人也可以常吃，所以，豆製品尤其適合老年心血管病患者食用。

雖然大豆及豆製品對心血管健康有益，但也不是適合所有人。由於豆類含嘌呤物質相當高，所以，有高尿酸血症、痛風的患者不宜多吃豆類及豆製品。

豆類及豆製品產氣較多，容易脹氣、腹脹者不宜多吃。

🍖怎樣選擇肉、蛋、奶

🦋 不必太忌口

肉、蛋、奶等動物性食物是人體必需營養素——蛋白質、脂肪、脂溶性維他命和礦物質的重要來源。

動物性食物不僅蛋白質含量高，而且氨基酸的組成更適合人體需要，尤其富含賴氨酸和蛋氨酸，這是植物性食物中比較缺少的。但動物性食物所含的脂肪和膽固醇普遍偏高，吃得過多會增加患心血管疾病的發病率。

不少人認為低脂飲食就是要吃素，要遠離肉、蛋、奶，這是一種矯枉過正的想法。肉、蛋、奶是營養價值很高的食物，盲目忌口會帶來貧血、虛弱、營養不良等問題。只要注意選擇、適度飲食，心血管病患者照樣能吃。

🦋 這樣吃最健康

多白肉，少紅肉：畜肉的肌色較深，呈暗紅色，故有紅肉之稱。而禽肉、魚肉及水產動物的肉色較淺，呈白色，又稱為白肉。應調整肉食結構，適當多吃白肉，少吃紅肉，尤其是豬肉的攝入。

多瘦肉，少肥肉：同樣是紅肉，瘦肉中的脂肪及膽固醇含量要低很多，所以，吃肉時最好去掉皮、肥肉部分，只吃純瘦部位。

少吃內臟：各種動物內臟均含有大量的膽固醇，對心血管病患者非常不利，儘量少吃。

2~3 天 1 個蛋：雞蛋雖然營養價值高，但考慮到膽固醇的影響，最好隔一天吃一個。

選擇低脂、脫脂奶：低脂奶和脫脂奶大大降低了脂肪和膽固醇的攝入量，同時又保留了牛奶的其他營養成分，適合高脂血症、心腦血管疾病等要求低脂膳食的人群。

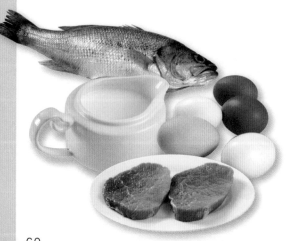

各類動物性食物的營養價值

	主要品種	蛋白質	脂肪	膽固醇	維他命礦物質
魚類	鯉魚、青魚、銀魚、鱸魚、鰻魚、黃魚、鱸魚等	平均為 18%，肉質細嫩，蛋白質利用率高	含量低，平均為 5%，且多為不飽和脂肪酸	中等偏低	維他命 A、維他命 D、維他命 E、硒、鋅、鈣、鉀等，海魚含碘豐富
其他水產	蠔、墨魚、魷魚、扇貝、蝦、蟹等	平均為 15%	含量很低，平均為 1%	偏高，但含牛磺酸豐富，有清除壞膽固醇的作用	維他命 A、維他命 E、煙酸、鈣、硒、鋅、鐵
禽肉	雞、鴨、鵝、鴿、鵪鶉	平均為 18%，吸收率較高	鴨、鵝 20%，雞、鴿 9%~14%，鵪鶉 3%，不飽和脂肪酸較多	肌肉中等偏低，內臟是肉的 3 倍，屬高膽固醇食物	維他命 A、B 族維他命，肝中含鐵高
蛋類	雞蛋、鴨蛋、鵪鶉蛋等	全蛋為 12%，蛋黃高於蛋白，氨基酸組成最完整，優於其他動物性蛋白	10%~15%，其中 98% 存在於蛋黃中	蛋黃中膽固醇含量高	B 族維他命、維他命 A、維他命 D、維他命 E、鈣、磷、鐵、鋅、硒
畜肉	豬、牛、羊的肌肉及內臟	10%~20%，牛羊肉一般為 20%，豬肉則偏低，為 13%	豬肉 18%，羊肉 14%，牛肉 4%，均以飽和脂肪酸為主	肌肉中含量中等，而內臟中含量非常高	鐵、鈣豐富，且吸收率高
奶類	牛奶、酸奶、奶粉、奶酪等	平均為 3%，消化率高，屬優質蛋白質	全脂奶 3%，低脂奶含量在 0.5%~2%，脫脂奶一般低於 0.5%	偏低	鈣、磷、鉀

蔬菜、水果疏通血管

有些蔬菜有助於疏通身體，對於血管的清瘀、暢通非常有利。不少水果都富含有機酸、膳食纖維、維他命等，對軟化血管、清除膽固醇十分有益。有動脈硬化、冠心病患者應增加飲食中蔬菜、水果的比例。下面這些品種的蔬果尤其應該常吃。

山楂

具有調節心肌，增強心臟收縮功能及冠脈血流量的作用，可強心、抗心律不齊，還能降低血清膽固醇、預防動脈硬化，降血脂、降血壓。

蘋果

富含蘋果酸等有機酸，及類黃酮、維他命 C、果膠等，抗氧化作用強，通過抑制低密度脂蛋白氧化而發揮抗動脈粥樣硬化的作用。

洋葱

含有前列腺素 A、槲皮素等物質，能擴張血管、降低血液黏度，降血壓，降低膽固醇，增加冠狀動脈的血流量，預防血栓形成及動脈粥樣硬化。

茄子

可降低膽固醇，改善血液流動，防止血栓，提高免疫力，防止因血脂異常而引起的血管損害，對預防動脈硬化、冠心病有利。

檸檬

富含檸檬酸、蘋果酸等有機酸以及維他命 C、B 族維他命等，能清除膽固醇，淨化血液，增強血管彈性和韌性，防治高血壓、動脈硬化和心肌梗塞等心血管病。

蒜頭

蒜頭可促進脂肪代謝，降低膽固醇，擴張微動脈，調節血壓，增加血管的通透性，從而抑制血栓的形成和預防動脈硬化。

紅辣椒

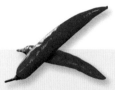

辣椒含有番椒素，適量食用能有效降低人體膽固醇，防治心臟病及冠狀動脈硬化。

番茄

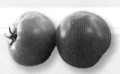

富含維他命 A、維他命 C、類黃酮等，可增強小血管功能，降低毛細血管的通透性，防止血管破裂，預防血管硬化。

油菜

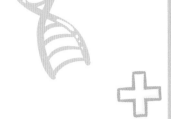

富含膳食纖維，能與膽固醇及甘油三酯結合，並從糞便中排出，從而減少脂類的吸收，降血脂。

紅蘿蔔

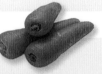

富含胡蘿蔔素、維他命 C、膳食纖維等，有抗氧化、降低膽固醇、預防動脈硬化、心血管病的作用。

青瓜

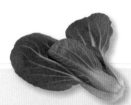

具有降血壓、降血糖、降血脂、減肥的功效，對改善人體代謝有益，可預防和改善心血管疾病。

奇異果

富含維他命 C、胡蘿蔔素等多種維他命，有助於降低血液中的膽固醇水平，起到擴張血管、降血壓、強心的作用。

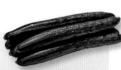

柑橘

包括橘、柑、橙、柚等酸甜味水果，均富含多種有機酸及黃酮物質，能擴張冠狀動脈，增加冠狀動脈血流量，動脈硬化者最宜常食。

高效降血脂的菌藻食物

菌藻類食物是降血脂、保護血管的天然良藥，可以軟化血管，適宜冠心病患者食用。

香菇

高蛋白、低脂肪，富含多糖、氨基酸、維他命和礦物質，可降血壓、降血脂、降膽固醇，預防動脈硬化。

但應注意，香菇含嘌呤物質很高，有高尿酸血症、痛風的患者不宜多吃。

海帶

富含維他命、礦物質和膳食纖維，具有促進膽固醇排泄、降血脂、降血糖、抗凝血的作用，是心血管的保護神。中醫認為海帶可軟堅散結、消痰利水。肥胖、三高、動脈硬化者適宜常食。

黑木耳

所含木耳多糖及膳食纖維能明顯降低血脂，降低血液黏度，抗血栓形成，改善心肌缺氧，並能促進人體脂肪的排泄，是清腸淨血的天然良藥。

紫菜

有軟堅散結、清熱利水、益腎養心的作用，可顯著降低血清膽固醇的含量。經常食用紫菜，對高血壓、高脂血症、肥胖、便秘者特別有益。

銀耳

被稱為菌中之王，是滋陰潤肺的營養佳品，最宜陰虛火旺者。銀耳富含多糖、氨基酸、礦物質及膳食纖維，除了有益於肺病外，對動脈硬化、高血壓、便秘等都有一定的效果，是全面提高免疫力、延緩衰老的保健食物。

適當吃些堅果種仁

堅果種仁類食物作為零食或配餐，每天吃上一小把，有意想不到的軟化血管、降低血脂的作用。此類食物富含植物油脂及蛋白質，植物油脂以不飽和脂肪酸為主，對清除膽固醇有利；所以，有助於軟化血管，預防心血管疾病。但此類食物熱量很高，均不宜食用過多，控制好每日食用量，少量最宜。

花生

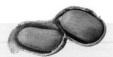

富含的不飽和脂肪酸對心血管有很好的保護作用，是降低膽固醇、軟化血管的佳品，適合動脈硬化、高血壓、冠心病患者常食。最好的食用方法是「醋泡花生」，不僅美味可口，也是血管硬化、高血壓者的最佳零食。

黑芝麻

黑芝麻可補肝腎、益精血、潤腸燥，是延緩衰老的良藥。其含有豐富的不飽和脂肪酸、鈣、鉀和維他命 E 等，都是有利於清除膽固醇的物質，對降壓、降脂、預防心血管老化有益。

蓮子

蓮子有養心安神的作用，可緩解心悸失眠、心神不寧等狀況。營養學研究也證明，蓮子具有強心、抗心律不齊、降血壓的作用，連同苦味的蓮子心一起食用，效果更好。

核桃

富含植物脂肪及鈣、磷、鐵等物質，除了可預防心血管病外，尤其對腦血管硬化、腦力衰退、健忘、頭暈等有明顯的預防及改善作用。

松子

富含油酸、亞麻酸等不飽和脂肪酸，可防治動脈硬化、高血壓等心血管疾病，對緩解頭暈眼花、風痺、便秘、神經衰弱等也有一定的輔助食療效果。

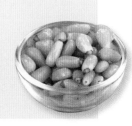

如何控制油、鹽、糖

怎樣用油才健康

日常食用的烹調油包括植物油和動物油。

植物油中的不飽和脂肪酸主要是油酸、亞油酸、亞麻酸，可降低膽固醇、甘油三酯和 LDL（壞膽固醇），升高 HDL（好膽固醇），在體內可起到降血脂、改善血液循環、抑制血小板凝集、防止動脈硬化斑塊和血栓形成的作用，對心血管疾病有良好的防治效果。

單一油種的脂肪酸構成不同，營養特點也不同；所以，應經常更換烹調油的種類，多種植物油輪着用。

動物脂肪中飽和脂肪酸和膽固醇含量高，應儘量少吃。

植物油包括：大豆油、菜籽油、花生油、粟米油、芝麻油、橄欖油、棉籽油、*調和油等。植物油應輪換吃。

動物油包括：豬油、牛油、奶油等。動物油要少吃。

每日烹調油用量不應超過 25 克。

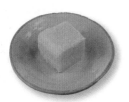

少用油的烹調法

* 用橄欖油涼拌是健康的吃法。橄欖油最適合涼拌蔬菜食用，炒菜口味會差一些。

* 用油少的烹調方法有蒸、煮、燉、燜、急火快炒等。用煎的方法代替炸，也可減少烹調油的攝入。

* 儘量少吃油炸食物，尤其是富含澱粉的食物，或裹上澱粉再炸，不僅超級吸油，還會產生有毒物質，對健康不利。如炸薯條、炸油條、炸雞翼等，都不宜多吃。

* 少用沙律醬、蛋黃醬，其中含有大量牛油，膽固醇超標，對健康不利。

＊調和油是用 2 種以上的植物油調配而成，通過選擇不同種類植物油，合理配比脂肪酸的種類和含量，對人體健康有益。

合理限鹽

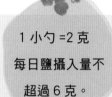

1 小勺 =2 克
每日鹽攝入量不
超過 6 克。

　　高鹽飲食是高血壓、冠心病、血管硬化的元兇之一。所以，想要防治冠心病，第一步就是合理限制每日的鹽攝入量。

　　中國營養學會建議每人每天食鹽攝入量為 6 克，而心血管疾病患者最好能控制在 4~5 克。每日鹽攝入量是指一天中所有進食的總鹽量，包括醬油等調料和其他食物中的鹽量。所以，減去這些隱藏起來的食鹽攝入，真正在烹調中加入的鹽應該在 3~4 克。

　　但限鹽也要適可而止。如果限鹽過度，會造成血鈉、血鉀過低，出現渾身無力、走路四肢發軟、頭暈眼花等腦供血不足的狀況。夏季出汗多時，可適當增加些鹽。身高、體重較大者，鹽的攝入也可適量增加一些。

糖要少放

　　我們日常烹調所用的多是白砂糖，有時也會用到紅糖，在調配咖啡、茶等飲料時，還會用到黃糖、冰糖等。

　　這些糖類都屬雙糖，會很快水解為單糖，人體吸收得比較快，不僅對控制血糖不利，對控制體重、保護心血管也沒有好處。

　　炒菜時儘量少放糖，尤其是要改掉喝粥、喝奶、喝豆漿、吃水果都要放上一勺糖的習慣，讓自己逐漸去習慣食物的清淡原味。如果覺得糖放少了不好吃的話，可以嘗試通過葱、薑、蒜、辣椒、醋、檸檬等調味食物來增加風味。

🐾有益血管的調味品──醋

醋是由米、麥、高粱或酒、酒槽等釀成的含有醋酸的液體。由於材料和工藝不同，醋的種類有很多，如米醋、陳醋、香醋、果醋、熏醋、白醋等。

無論哪種醋，都含有豐富的醋酸，有助於清除膽固醇，對高血壓、高脂血症、動脈硬化、心臟病等有一定的預防保健作用。

醋有提振食慾、開胃消食的作用，常作為涼拌開胃小菜的調料。在熬肉湯、燉魚時，多加些醋，可以相應減少用鹽量，不僅口味更好，還能更好地分解蛋白質，促進營養物質的消化吸收。所以，食慾不好或飲食積滯以及需要控鹽的心血管病患者，不妨多用醋來烹調食物。

但醋畢竟只可作為調味品少量食用，吃多了對筋骨、牙齒、胃都有不利影響，直接喝醋更不提倡。

以下的吃醋法對心血管健康有利，不妨一試。

🐾醋泡花生

花生剝去外殼，把帶花生紅衣的花生仁放入闊口瓶，倒入米醋，醋要浸過花生，封口後放陰涼處浸泡一週後即可食用。

可將醋泡花生當作零食，每日食用，可降血脂、軟化血管。

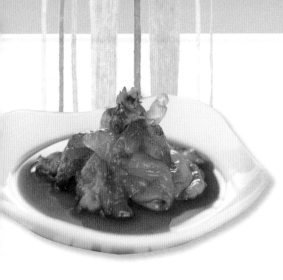

老醋蜇頭

將海蜇頭用清水浸泡 4 小時以上，中間換 2 次水，瀝淨水後放入盤中，加老陳醋、白糖、生抽、麻油拌勻即可。

海蜇頭含有類似於乙醯膽鹼的物質，能擴張血管，降低血壓，所含的甘露多糖膠質對防治動脈粥樣硬化有一定功效。加醋拌食，效果加倍。

蘋果醋飲

選 2~3 個蘋果，用淡鹽水浸泡一會兒，洗淨，晾乾，切大塊，去核，放入闊口瓶中。將 500 毫升米醋、100 克冰糖和 50 克蜂蜜攪勻，倒入盛好蘋果的瓶內。密封後將瓶置於陰涼處，1 個月後可以飲用。

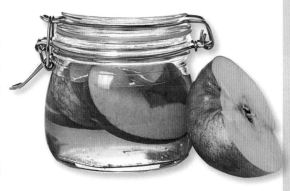

飲用時倒出少量蘋果醋，加 10 倍礦泉水，攪勻後再喝。味道酸甜可口，堪比果汁，還有很好的保護心血管的作用。

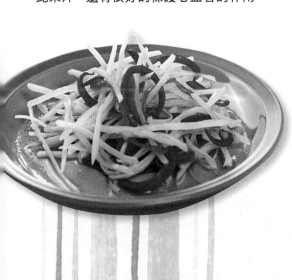

醋溜薯仔絲

取 250 克薯仔，去皮，洗淨，切絲，放入涼水中洗 2 遍，浸泡 15 分鐘，瀝乾水。取 50 克紅尖椒切絲，1 瓣蒜頭切片。炒鍋上火燒熱，倒入油，燒至七成熱，下蒜片煸香，放入薯仔絲翻炒 1 分鐘，放入紅尖椒絲，加白糖、鹽，倒入米醋炒勻即可出鍋。多加米醋，少放糖、鹽，味道才好。

🐾天然降脂藥——茶

茶葉味苦、甘，性微寒，有強心利尿、抗菌消炎、收斂止瀉等作用，可提神醒腦、清熱解毒，對許多疾病都有一定的預防和調理作用。

茶是適合心血管病患者的優質飲品，主要表現在降脂、減肥方面。茶多酚對人體脂肪代謝有着重要作用。茶多酚，尤其是茶多酚中的兒茶素及其氧化產物茶黃素等，有助於降低人體膽固醇、甘油三酯等的含量，抑制血管內斑塊增生，使凝血變清，抑制動脈粥樣硬化的發生。此外，飲茶減肥最為簡便易行，市售的許多減肥降脂茶就是以茶葉為基質的。茶葉中的咖啡因能提高胃液的分泌量，可以幫助消化、增強分解脂肪的能力。因此，飲茶有久食令人瘦、消脂去油的效果，非常適合肥胖及三高人群保健。

普洱茶

將普洱茶放入壺中，沖入沸水燜泡 10 分鐘，即可倒出飲用。

普洱茶可健脾消食，去膩減脂，且不傷脾胃，胃寒兼肥胖、三高者最為適宜。

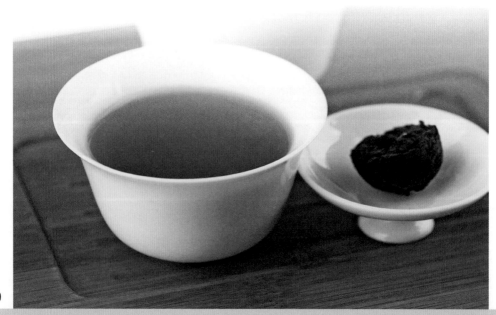

苦丁茶

將苦丁茶放入壺中，沖入沸水燜泡 10 分鐘，即可倒出飲用。

苦丁茶味極苦，有消食化痰、消血脂、除煩退熱、利尿的作用，但胃寒易瀉者不宜。

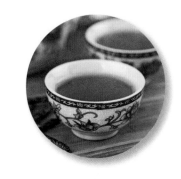

鐵觀音茶

將鐵觀音放入壺中，沖入沸水燜泡 10 分鐘，即可倒出飲用。

鐵觀音是烏龍茶的代表，屬半發酵茶，可消脂減肥，又不寒不熱，醇厚溫和，適應人群較廣。

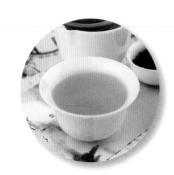

龍井茶

將龍井茶放入壺中，沖入沸水燜泡 10 分鐘，即可倒出飲用。

此茶清熱解毒，去火除煩，降壓降脂。龍井茶是綠茶的代表，屬未發酵茶，比較寒涼，脾胃虛寒者不宜多飲。

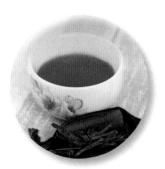

檸檬紅茶

將紅茶放入壺中，沖入沸水燜泡 10 分鐘。倒出 1 杯晾至稍溫時，放入 1 片檸檬片，溫飲即可。

此茶可促進消化，去油膩，消脂肪，軟化血管。紅茶本身有養胃作用，脾胃虛弱者也可放心飲用。

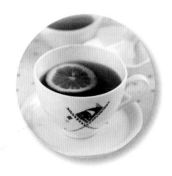

不是少抽煙，而是要堅決戒煙

吸煙的危害顯而易見，無須贅述。對於血管硬化者就更多一層危險。香煙燃燒後，形成的有毒物質一氧化碳、尼古丁和焦油，不光對肺有害，還會加速動脈硬化、高血壓、冠心病、中風、外周血管病、癌症（尤其是肺癌）的形成，甚至會誘發猝死。

研究發現，每天吸 1~4 支煙，引起冠心病的危險比不吸煙者高 67%。吸煙後由於腎上腺素和去甲腎上腺素的分泌增加，可使心跳加快、血壓升高，損傷血管內膜，導致血管內膜變得毛糙，吸引膽固醇、脂肪沉積，造成動脈粥樣硬化。一旦動脈硬化發生，與動脈緊密相連、靠血管運送血液營養的心、腦、腎、眼等全身器官都會受到影響，甚至形成血栓堵塞血管，並引發心肌梗塞、腦梗塞、腦出血、腎衰竭等嚴重併發症。對於已經有心腦血管病患者，抽煙可促使心室顫動的發生，甚至引起猝死。所以，心血管病患者不是要少抽煙而已，而是一定要下定決心，堅決戒煙。

酒要限量，小酌即可

冠心病患者能否喝酒，與吸煙比起來，這個問題要複雜很多，並非要嚴格禁止。

研究發現，飲酒與冠心病死亡率的關係呈 V 字形。即當少量飲酒時，冠心病死亡率呈下降趨勢，而大量飲酒時則使冠心病死亡率呈上升趨勢。

大量飲酒，增加心血管意外

如果大量飲酒，尤其是平均每日達 100 克以上時，則甘油三酯和 LDL（壞膽固醇）隨飲酒量增多而逐步增高，會促進動脈粥樣硬化的形成，並增加心臟和肝臟的負擔，直接損傷心肌，加重或誘發心律失常，促發心絞痛或心肌梗塞、腦出血等，增加猝死發生率。

此外，長期大量飲酒可導致酒精性肝硬化、酒精性心肌病、腹部肥胖（啤酒肚）、脂肪肝、酒精中毒等，嚴重的會引起死亡。

🐝 少量飲酒，暢通心腦血管

少量飲酒有一定的好處，可擴張血管，降低血壓，提高 HDL（好膽固醇）水平，保護血管內膜，抗動脈硬化，抗血栓形成，改善胰島素抵抗，提高血糖調節作用。

特別是紅葡萄酒，含有多酚色素及黃酮類物質，可抑制血小板凝集，阻止冠狀動脈內血栓形成和血液凝固，對心腦血管有明顯的保護作用。紅酒泡洋蔥也是一種降血脂的好方法。

中醫認為，酒能行藥勢，通血脈，潤皮膚，散濕氣。中國有不少用酒來治胸痛的記載，如丹參酒、瓜蔞薤白酒等，對緩解胸悶、心絞痛有一定的作用。

洋蔥 ＋ 紅酒 **降血脂通血脈**

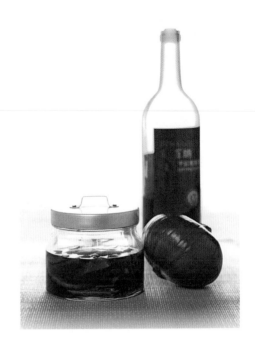

🐝 怎樣飲酒才適當

冠心病患者在日常生活中可以飲酒，關鍵在於適量，要防止一次大量飲酒及長期過量飲酒。即便是少量，長期飲酒的話，還是會在不同程度上增加肝硬化、胃癌、心肌損傷的危險。所以，世界衛生組織並不推薦飲酒作為預防冠心病的措施。

酒畢竟是辛熱之品，小飲怡情，大飲傷身，一定要注意限量。一般每天白酒不超過 25 毫升（半兩），紅酒不超過 100 毫升，啤酒不超過 200 毫升。

原本沒有喝酒習慣的人，更不要為了暢通血管去喝酒。尤其是白酒，能不喝就不喝，紅葡萄酒也不建議長期飲用。

老輩人傳下來的
藥膳良方

中醫藥典中的食療方

　　冠心病屬中醫的胸痹、真心痛、厥心痛範疇。心痹者脈不通，此病大多是由於氣血不足、痰瘀阻絡，導致不通則痛。臨床表現隨個體不同而有很大差別，多見虛損的症候，需辨證施治。

　　歷代醫家針對不同類型的胸痹、真心痛和厥心痛的記載散見於諸多醫籍之中。我們這裏搜集了一些有據可查的藥膳食療方。

　　把中藥材加入日常飲食之中，是中國藥食同源的具體體現。它雖不如服藥來得立竿見影，但使用量小，性質溫和，安全可靠，而且口感較好，接受度高，便於堅持。

　　日積月累，藥膳食療往往能起到治未病、防發展、減痛苦、少發作的獨特作用。

　　中醫對冠心病的分型主要有以下五大類，根據不同的病因及症狀，有相應的治療原則以及不同的常用中藥材，患者可根據自己的情況加以選擇。

冠心病的中醫分型、治療原則及藥物

冠心病類型	主要症狀	治療原則	常用中藥材
寒滯心脈	心痛劇烈，胸悶氣短，心悸，惡寒肢冷，面色蒼白，唇紫，舌淡紫，苔白	溫通血脈	乾薑、桂枝、肉桂等
心脈瘀阻	心痛如刺，劇烈難忍，胸悶心悸，面唇青紫，舌暗或有瘀點	活血化瘀	當歸、丹參、紅花、川芎、三七、桃仁等
痰熱擾心	胸悶如窒，心痛不休，口苦口乾，或體胖痰多而稠，舌紅，苔黃膩	清熱，化痰，寬胸	黃連、半夏、香附、瓜蔞、枳殼、陳皮、橘絡等
氣陰兩虛	胸悶心痛，氣短，神疲乏力，心煩失眠，眩暈，便結，舌紅少苔	補益心氣、滋補心陰	西洋參、黃芪、麥冬等
心陽虛脫	胸痛劇烈，胸悶氣短，面色蒼灰，焦慮不安，四肢厥冷，冷汗不止，口唇青紫，舌質紫暗，苔白滑	回陽固脫	人參、附子、肉桂、乾薑等

薤白粥　出處　《食醫心鑒》

【處方】　鮮薤白 30~50 克（乾者 10~15 克），
　　　　　粳米 100 克。

【製法】　薤白清洗乾淨，切成碎米粒狀。粳米
　　　　　淘洗乾淨，放入鍋內，加薤白、清水，
　　　　　上火燒開，改小火慢慢熬煮成粥。

【功能主治】　理氣寬胸，通陽散結，止痛。適宜於
　　　　　冠心病胸悶不適或心絞痛。

【用法用量】　每日早晚溫食。

【注意】　陰虛、發熱者不宜多服、久服。

薤白

薤白，別名小根蒜、山
蒜、苦蒜、野蒜、小獨蒜，鱗
莖作藥用，也可作蔬菜食用。薤白辛
散苦降、溫通滑利，有通陽散結、行氣
導滯的功效，善散陰寒之凝滯，通胸陽
之閉結，為治胸痹心痛的要藥。
日常食用以煮粥最宜，鮮品
一般用量在 30~50 克。
也可煎湯溫服。

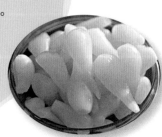

桃仁粥　出處《食醫心鑒》

【處方】	桃仁 10~15 克，粳米 50~100 克。
【製法】	先將桃仁搗爛如泥，加水研汁，同粳米煮為稀粥。
【功能主治】	活血通絡，化瘀止痛。適用於高血壓、冠心病、心絞痛等。
【用法用量】	每日 1 次，5~7 天為一療程。
【注意】	孕婦忌用。

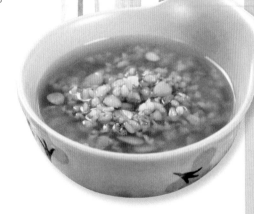

乾薑粥　出處《壽世青編》

【處方】	粳米 120 克，乾薑、高良薑各 5 克。
【製法】	乾薑、高良薑切片，與粳米一起加水煮為稀粥，趁熱食用。
【功能主治】	溫暖脾胃，散寒止痛。主寒邪所致心痛、胸腹脹痛、嘔吐、呃逆、腸鳴腹瀉等。
【用法用量】	隨餐食用，每日 1 次。
【注意】	凡患有實熱證以及陰虛內熱的患者不宜服用。

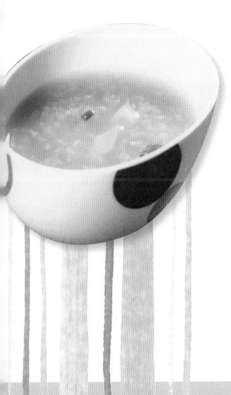

山楂粥　出處《粥譜》

【處方】　　　山楂 15 克，粳米 50 克，冰糖
　　　　　　　適量。

【製法】　　　將山楂洗淨，用溫水泡發，放
　　　　　　　入砂鍋，倒入淘洗淨的粳米，
　　　　　　　加適量水，熬煮至黏稠時放入
　　　　　　　冰糖，待冰糖融化起鍋即可。

【功能主治】　消積食，散瘀血。可治老年性
　　　　　　　心力衰竭、高脂血症、冠心病
　　　　　　　等。

【用法用量】　每日 1 次，溫食。

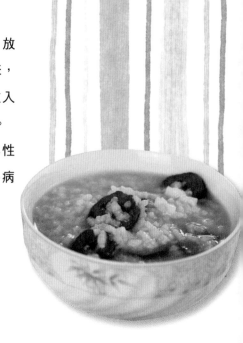

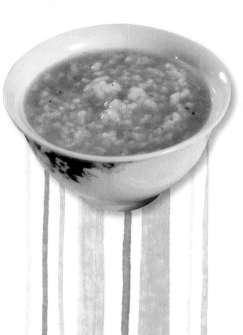

葛粉粥　出處《太平聖惠方》

【處方】　　　葛粉 120 克，粳米 150 克。

【製法】　　　先將粳米煮為稠粥，再調入
　　　　　　　葛粉略煮，拌勻食用。

【功能主治】　清熱生津止渴，降血壓。主
　　　　　　　治胸中煩熱，口渴心煩，用
　　　　　　　於高血壓、冠心病、心絞痛、
　　　　　　　老年性糖尿病、慢性脾虛泄
　　　　　　　瀉等。

【用法用量】　每日 1 次，溫食。

人參粥　出處《食醫心鑒》

【處方】　人參 10 克，茯苓 20 克，麥門冬 10 克，粳米 100 克，冰糖適量。

【製法】　將人參、茯苓、麥門冬以水煎至 800 毫升，去渣取汁。將米洗淨，放入藥汁內熬煮成粥，加適量冰糖調味食用。

【功能主治】　補五臟，抗衰老。防治高脂血症、冠心病、老年性浮腫、肥胖等。

【用法用量】　適量溫食。

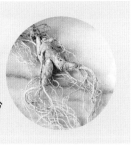

人參

味甘，微苦，性平，歸脾、肺、心經。可大補元氣，復脈固脫，補脾益肺，生津，安神。用於脾虛食少、肺虛喘咳、內熱消渴、久病虛羸、驚悸失眠、心力衰竭、心源性休克等。

豬心粥　出處《食物本草》

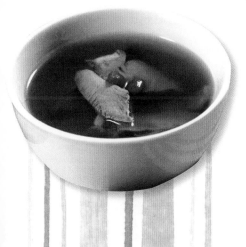

【處方】　豬心 1 個，胡椒粉、鹽、料酒、薑片各適量。

【製法】　先將豬心洗淨，切片，焯水。煮鍋加水燒開，放入豬心、料酒、薑片，煮 20 分鐘，再調入鹽、胡椒粉即成。

【功能主治】　養心，止痛，用於防治胸痹、心悸。

【用法用量】　適量溫食。

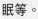丹參酒 出處《太平聖惠方》

【處方】 上等丹參 30 克，米酒 500 克。

【製法】 將丹參裝進紗布袋，泡入米酒中，約 7 天後即可服用。

【功能主治】 補氣活血，養血安神。常用於神經衰弱、健忘失眠及冠心病的防治。

【用法用量】 每次 10 毫升，溫服。

丹參

味苦，性微寒，歸心、肝經。可祛瘀止痛，活血通絡，清心除煩。用於冠心病、心絞痛、胸腹刺痛、熱痹疼痛、瘡瘍腫痛、心煩不眠等。

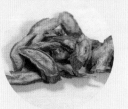

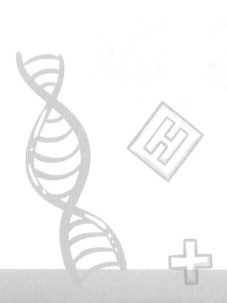

生脈飲　出處《中國藥典》

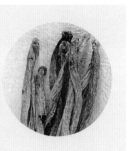

【處方】	黨參 10 克，麥冬 15 克，五味子 10 克。
【製法】	以上材料共置於茶壺中，以沸水沖泡，加蓋悶泡 15 分鐘，即可飲用。
【功能主治】	益氣複脈，養陰生津。用於氣陰兩虧、心悸氣短、脈微自汗。
【用法用量】	代茶頻飲，每日 1 劑。
【注意】	原方為人參，也可用黨參、太子參替代，藥力稍弱。

黨參

味甘，性平，歸脾、肺經。可補中益氣，健脾益肺。用於脾肺虛弱、氣短心悸、食少便溏、虛喘咳嗽、內熱消渴等。補虛作用與人參相似，而藥力較弱，更適合在藥膳中添加。

復脈湯　出處《醫門補要》

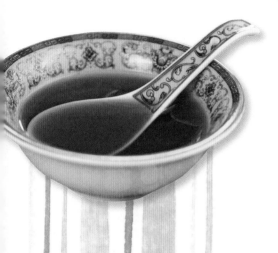

【處方】	炙甘草 6 克，西洋參、火麻仁、地黃各 15 克，麥冬 10 克。
【製法】	將以上藥材加水煎服。
【功能主治】	益陰生脈。治療氣陰虧虛、心悸、口乾舌燥。
【用法用量】	每日 1 次，溫食。

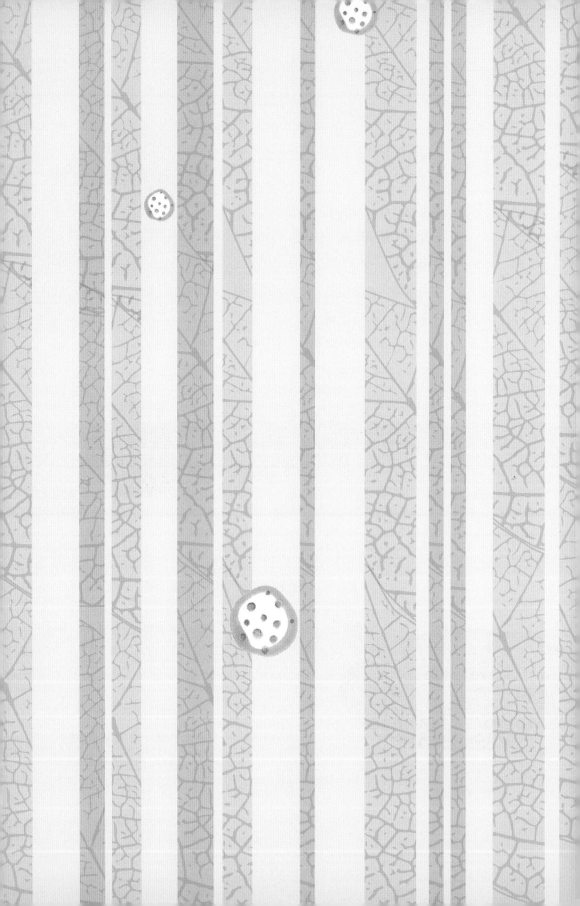

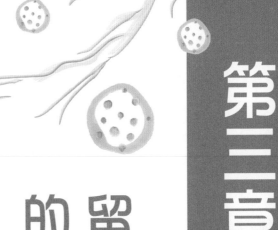

第三章

留意生活起居中的養心學問

日常起居中有很多容易忽視的小細節，從環境、睡眠、洗浴、排便、穿戴、外出，到不同季節的調養，再到冠心病的家庭急救常識、術後養護方法，看似雞毛蒜皮、零零碎碎，但不引起重視的話，往往會引發心血管的大危機。

關注生活起居，
穩定病情防復發

居住環境

　　良好的居住環境是冠心病患者養病、保健的重要因素之一。人的一生有將近 2/3 的時間在居室內度過，退休後老人在家的時間就更長。宜人的居住環境可以使人身心放鬆，緩解疲勞，而不良的環境會讓人煩躁、鬱悶、堵心，甚至會加重或誘發疾病。

　　有不少人在選房或家居佈置時要看風水，其實就是察看和改善環境，有一定的道理，可以借鑒一下。

　　尤其對於居家時間長的老年人、慢性病患者來說，大小適中、環境安靜、通風透光、生活方便、離醫院近、有健身場所的，就是好住宅。

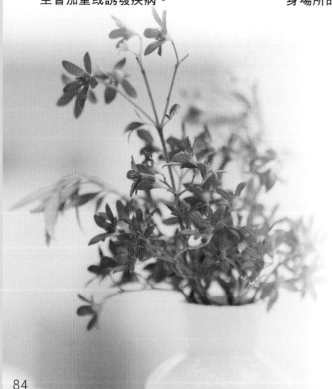

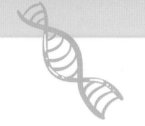

適宜的房間大小

住房並非越大越好，而是要大小適中。人少屋大的話，則人氣不夠，空曠冷清，易產生恐懼、空虛、寂寞感，長期下去會引起失眠、緊張不安或抑鬱等問題，單身老人住大屋尤為明顯。而人多屋少，幾代人在小屋裏一起住，嘈雜擁擠，磕磕碰碰，容易心情煩躁，引發各種矛盾爭吵，對養病極為不利。

房屋大小要與人口多少相適應，一般為平均一人一間。如：三口人，住2室1廳（總3間）即可；兩口人，住1室1廳（總2間）就比較合適。平均每人30平方米就夠了。

在戶型上，要注意廳大房小。人們白天大多數活動都在廳裏進行，屬公共空間，所以要大。臥房是睡覺的地方，不宜太大，過於空曠，會沒有安全感。

採光充足，色調柔和

房間要保證採光充足。陽光灑滿房間不僅能讓人吸收陽氣，而且有助於驅散心底的陰霾，帶來好心情。陰暗的房間會讓人壓抑，生命力減弱。冠心病患者常常心理負擔重，而看似簡單的「陽光療法」就能起到意想不到的調節作用。

色彩對情緒的影響也較大。房間的顏色及家居裝飾不要黑暗壓抑，應溫暖明快。一般認為，柔和的淺色，如乳白、淺藍、淺綠、米色、木本色等對平穩情緒有利，而濃重的黑、灰、紫、褐等顏色會讓人壓抑。鮮豔刺激的大紅、明黃等，又容易讓人情緒激動，難以平靜。所以，在選擇牆壁、地板、傢具、窗簾等大面積色彩時，要注意以上原則，不管別人告訴你那些黑暗或刺激的色彩有多酷、多時髦，都應儘量避免。

遠離噪音

大多數冠心病患者都比一般人更害怕嘈雜、喧鬧的環境，如樓下的車太吵、孩子太鬧、樓上有人彈琴、樓下有人跳舞等，夜間更是有點響動就睡不了覺。常人覺得可以容忍的響動，對於冠心病患者來說，可能就屬噪音，難以承受。身處嘈雜的環境中，冠心病患者往往會心慌、頭暈、頭痛、緊張、煩躁，如果自身心理調節能力較弱，容易控制不住情緒，出現一些過激反應。

冠心病患者應儘量避免噪音，噪音較大或嘈雜的環境會加重血壓起伏，給心血管帶來較大的衝擊。

對於冠心病患者來說，最好選擇環境安靜、遠離交通主幹道、鄰里和睦的小區居住，有利於遠離噪音，調養身心。

居室整潔

房間佈局、傢具擺設、裝飾等不要太複雜凌亂，切忌五彩斑斕，應儘量簡潔、大方、自然。簡單就是美，居室也要返璞歸真，視覺上的減負對心理減負也有一定的良性影響。

家居要乾淨。應經常打掃衛生，清除灰塵，不僅可以增加日常活動量，還能給血管一個清潔的環境。我們知道，血液必須通過肺的氣體交換才能變成含有氧氣的營養液體。如果居室灰塵太多，肺氣不清，大量毒性物質肯定會影響血液質量，含有毒素的血液流經大腦，會引起頭痛、眩暈、血壓升高，甚至會誘發心絞痛等。所以，要積極創造清潔的家居環境。

此外，不良裝修材料和油漆的門窗、傢具也會帶來室內環境污染，對人體動脈壁的增厚、硬化有潛在的影響，同樣不容小覷。

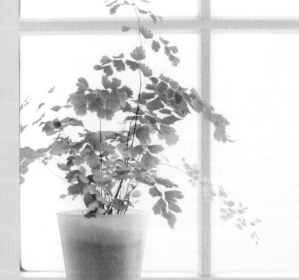

良好的通風

房間的空氣對流、通風換氣對於健康來說，也是非常重要的。

一般以南北通透的住房為最佳，這樣居室內不留死角，換氣充分。通風差的房間不僅僅有異味，而且空氣含氧量少，容易讓人因缺氧而感到頭暈腦脹、昏昏欲睡，甚至誘發心肌缺血、腦梗等。

即便是在寒冷的冬季，居室通風也不能少於每天 2 次，否則容易引起室內缺氧。一般一次開窗、開門通風 20 分鐘，整個房間的空氣就可以煥然一新。

注意：最好不要使用空氣清新劑，它可能會加重頭暈、頭痛，自然風才是最好的空氣清新劑。

冠心病患者比較「嬌氣」，尤其怕冷、怕濕，待在陰冷潮濕的房間最容易發病。如果室內溫度不理想，最好使用取暖或製冷設備來調節室溫。濕度太高時也要注意除濕。

適宜的溫度和濕度

居室溫度一般為：

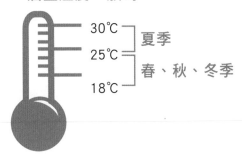

30℃ ─┐
　　　├ 夏季
25℃ ─┘
　　　　　春、秋、冬季
18℃

居室濕度一般為：

　20-40%　乾燥

　40-70%　舒適

　70-100%　潮濕

夏季不宜高於 75%
冬季不宜低於 35%

睡眠

睡眠是人體的自我修復方式，睡眠不足會引起人體代謝和內分泌功能紊亂、免疫力下降。

老年人普遍有覺少、早醒的特點，而冠心病患者又比較敏感、容易緊張焦慮，且夜間容易出現心悸、胸悶，甚至心絞痛等症狀，更加重了睡眠障礙。研究證實，睡眠與冠心病、心律失常、心絞痛、心力衰竭等都有非常密切的關係，睡眠時間不足或過長都不利於冠心病等慢性病的健康。所以，冠心病患者一定要格外關注睡眠問題。

不少冠心病患者有睡眠障礙，主要表現為以下幾點。

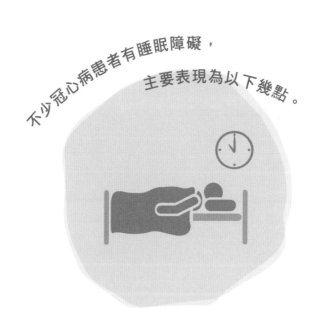

- 入睡困難，躺在床上很久也睡不着，時間往往超過1小時。

- 睡眠不穩，有輕微聲響刺激便會醒來，並難以再入睡。

- 早上很早就醒，往往比正常時間提前2小時以上，且難以再度入睡。

- 睡眠不足，一般每天少於5小時。

睡好子午覺

每天要保證有 6 個小時以上的睡眠時間。如果晚上睡眠不足的話，可以通過睡午覺來彌補。最佳的睡眠時間又被稱為子午覺，子時和午時都是陰陽交替之時，白天補陽，夜晚補陰，此時睡好了，對養陰、養陽可以起到事半功倍的效果。

每天至少 6 小時睡眠

子時	午時
23 點~次日 1 點	11 點~13 點
走膽經	走心經
陰氣最盛，陽氣衰弱	陽氣最盛，陰氣衰弱
睡眠最能養陰	睡眠最能養陽

熬夜犯大忌

要保證在子時進入深睡眠狀態，就要保證在晚上 11 點之前上床入睡。

黑白顛倒的生活是大忌。很多從事寫作、創作的人都有黑白顛倒的生活習慣，還有不少從事輪班工作的醫生、護士、工人或服務行業人員。這樣的生活對健康不利，會造成人體生物鐘紊亂。時間長了，對人體內分泌系統、心血管系統、神經系統、消化系統等都會產生影響，最容易引起陽氣虧虛、陰液損耗、代謝失調，從而引起或加重心血管疾病。

但另一方面，最好不要一次性連續睡 12 小時以上，睡得時間太長，人會感到疲憊，越睡越累，越睡越睏，越睡越懶，同樣不利於心血管健康。

每天午睡半小時

午時是養心的最佳時間。一般在吃完午餐 10 分鐘後，小睡或閉目休息 30 分鐘左右，最多不要超過 1 小時，可起到提神醒腦、補充精力、提高工作效率、緩解緊張、調整情緒的作用。即使不能夠睡覺，也應入靜，使心血管系統舒緩，減少心臟消耗和動脈壓力，有利於降低冠心病患者發生心梗的概率。

工作忙碌的人尤其應重視午覺，正所謂磨刀不誤砍柴工，此時休息一會兒絕不是浪費時間，而是給身體加油打氣，補充能量，以更充沛的精力來應對下午繁重的工作。

沒有條件午睡可以仰坐在椅子或沙發上閉目養神，腳下放個小凳子，把腿抬高休息。

注意睡眠姿勢

冠心病患者宜採用頭高腳低、右側臥位的睡姿。最好不要採用左側臥或俯臥姿勢。

睡眠時頭高腳低，可減少回心血量，減輕心臟負荷，讓心臟輕鬆一些。若病情嚴重，已出現心衰，則宜採用半臥位，即將上半身抬高的半坐半臥姿勢，這樣可以減輕呼吸困難的狀況。

採用右側臥位、雙腿稍曲時，全身肌肉鬆弛，心臟不受壓迫，呼吸通暢，供氧充足，有利於循環功能的調節，減少心絞痛的發生。大家注意過嗎？寺院裏所有臥佛的臥姿塑像都是右側臥位，因為這是真正對人體有益的睡姿。

睡眠時還要注意：手不要壓迫胸部，更不要用被單蒙頭而睡，否則容易加重缺氧、胸悶、心悸症狀，做噩夢的概率也會增加。

切忌趴在桌上睡覺

伏案睡覺會減少頭部供血，讓人睡醒後出現頭昏、眼花、乏力等一系列大腦缺血、缺氧的症狀。同時，由於趴在桌上睡覺，心肺處於憋悶狀態，呼吸不暢，且多處神經受到壓迫，睡覺時往往感到心中焦慮、睡不踏實，甚至做噩夢。不少上班族中午都是這樣湊合一下，其實，這樣的姿勢還不如不睡。

頭高腳低
右側臥位

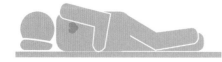

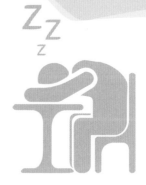

選擇合適的臥具

床架及床墊

冠心病患者應選擇軟硬、高低適中的床。床架應寬大、結實、穩定，以木板質地為宜。床架上面墊上中等厚度的床墊為佳。

床墊不宜太硬或太軟。最好不要睡太軟的席夢思床、彈簧床、水床等，否則身體陷在裏面，會加重眩暈感，穩定性不足又會讓睡眠不實，且翻動、起床時都會更費力。不少老年人喜歡睡偏硬的床，但太硬的床墊又容易傷害筋骨、關節，尤其對於老年人，睡得時間長了，易發生腰酸腿疼以及頸椎、腰椎疼痛等問題。

在高度上，加上床墊後，床的高度在膝蓋以上 1~2 釐米，即距地面 46~50 釐米最為適宜。

被褥

被褥、床單均應整潔、柔軟、厚度適中，以純棉質地為佳。床墊或被褥過厚，易引起悶熱，過薄又易受寒，都會直接影響睡眠質量。

枕頭

枕頭宜高度、厚度、彈性適度。高度為 15~20 釐米為宜。要稍柔軟些，又不失一定硬度，才能既減少枕頭與頭皮之間的壓強，又保持不均勻的壓力，有利於腦部血液循環。

在質地上，除了海綿枕外，血壓偏高、有頭暈眼花等狀況者也可以用蕎麥皮、菊花、茶葉等填充的藥枕。

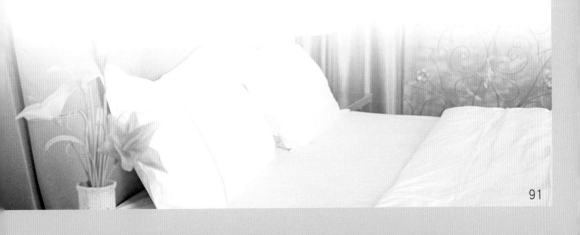

睡前的宜與不宜

睡前需要安靜養心，讓身心都進入放鬆、平穩的狀態，儘量保持心情舒暢，這樣有利於入睡，並保證良好的睡眠質量。

睡前一定要避免過度的腦力、體力勞動及娛樂，否則容易由於情緒激動和精神緊張造成睡眠不佳，從而加重心臟負擔，造成心律失常、心絞痛甚至猝死。

晚餐要吃一些容易消化、不會造成胃腸負擔的清淡食品，避免因過飽而加重心臟負擔。如果是午睡，則要在午餐後至少休息 10 分鐘，再去睡午覺。

宜

宜沖個熱水澡

宜用熱水泡腳

宜適當按摩足底

宜換上寬鬆、純棉的睡衣

宜梳頭按摩

宜喝杯溫熱的牛奶

宜看輕鬆愉快的電視節目

宜與人輕鬆交談

宜打坐靜心、冥想

宜做瑜伽

宜聽舒緩的音樂

宜 23:00 前入睡

不宜

不宜運動量太大

不宜過多看書和寫作

不宜看驚險、恐怖的影片

不宜看催淚的電視或小說

不宜想各種不愉快的事

不宜打麻將、打牌時間過長

不宜唱歌、跳舞

不宜飽食

不宜吃大餐及刺激性食物

不宜吃太油膩的東西

不宜喝咖啡、濃茶、酒

不宜依賴安眠藥助眠

床頭自備急救藥盒

急救藥盒是冠心病患者不可缺少的伴侶。夜間是心悸、心絞痛、心梗、中風、心衰、猝死等高發的時間，意外可能說來就來，防不勝防；所以，冠心病患者要準備好急救藥盒，每天放在床頭觸手可及的地方。白天，這個救急藥盒也可隨身攜帶，以備不時之需。

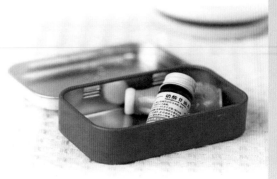

根據病情來選藥，用藥越早越好

一般來說，心絞痛發作時應服用速效硝酸甘油片或速效救心片，舌下含服。但由於每個患者的病情不同，急救用藥也有一定差別，如伴有失眠、心律不齊、心跳過慢、血壓偏低等問題者，還要配備其他藥物。在藥品選擇上，一定要以醫囑為准。

心絞痛發作時用藥越早越好，有時用藥延遲幾分鐘甚至幾秒鐘，其後果就不堪設想。

注意存放，定期檢查

有些藥物怕潮濕或怕擠壓、怕光照，應注意存放條件。藥物要經常檢查，看看種類是否齊全，查遺補缺。如果有變質、破碎、過期的藥品必須及時更換，以免影響藥效。

準備一個專用藥盒

現在藥盒的種類很多，也很實用，多是分隔斷、帶標記的，便於辨識。如果是單一藥物，就沒必要再另備藥盒，但如果是多種藥物，還是用可以分裝的組合藥盒更好，外出隨身攜帶也很方便。

不宜單獨睡覺

冠心病患者夜間不宜獨居一室睡覺，最好有家人陪同，以防發生意外。同室居住的人要經常注意患者是否出現異常變化，如發現鼾聲異常、大口喘息或自訴胸悶、胸痛等不適時，應儘快使用患者置於床頭的急救藥品，並立即就近送醫院診治。

避免夜間受寒

冠心病最怕受寒，而夜間是一天中溫度最低的時候，陰氣最盛，所以，夜間一定要做好保暖工作，避免受寒而引起心血管意外或感冒。

受寒有以下幾種可能，冠心病患者尤其要注意這些細節。

門窗漏風：在冬季或風大、陰冷時，臥室的門窗一定要關嚴，以防風寒邪氣侵入人體。

鋪蓋不暖或太厚：有時會沒有預計到夜晚的溫度變化情況，蓋得少了容易受寒，而蓋得太厚，同樣容易因出汗後着風而受寒，所以，鋪蓋不合適一定要及時更換，不能湊合。

起夜受寒：不少老年人有起夜的習慣，如果沒有注意保暖，很可能會受寒。天冷時，臨睡前最好在床邊準備一件厚外套，以備起夜時用。鞋子選擇帶後跟的拖鞋比較好，可以防範掃地風，避免腳部受寒。

起夜喝涼水：醫生建議半夜裏起來喝些水，可以降低血液黏稠度。但如果半夜起來喝涼水的話，容易使身體受寒。

睡前準備三杯水

睡覺前準備好 3 杯水，對稀釋血液、預防心血管意外有特別的意義。

睡前 1 杯水

晚上睡覺前半小時左右要喝一杯水，不要怕夜間多尿而不敢飲水，進水量不足，會使夜間血液黏稠。

起夜 1 杯水

半夜起來上廁所後要喝一杯水，可以緩解口渴，稀釋血液，改善血液循環，尤其在乾燥的季節更為重要。但此時切忌喝涼水。如果不是非常渴，喝半杯也行。

晨起 1 杯水

早晨睡醒之後喝一杯水，可以緩解血壓飆升，降低血液黏稠度，預防腦血栓的發生。

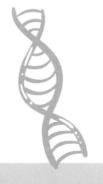
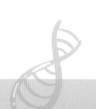

準備水的方法

喝水最好是溫熱的白開水，切忌喝涼水。

床頭櫃上放一個保溫杯，一般晚上倒入 95℃的水，6~8 小時後，水溫可在 30~40℃，清晨起來喝，溫度剛好。如果半夜起來想喝水，溫度也可以。

如果沒有保溫杯，可以在床頭放半杯涼白開水，外加一個袖珍熱水瓶，清晨兌一些熱水，也比較方便。

一杯水的量在 100~200 毫升，可根據需要靈活掌握。

早晨起床的 3 個半分鐘

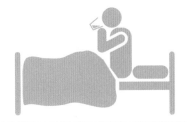

清晨是冠心病患者心絞痛、心肌梗塞、腦血栓的高發時間，而最危險的是起床的一剎那，又被稱為「魔鬼時刻」。因此，早晨醒來切勿倉促穿衣、馬上下床，而是要遵循三個「半分鐘」的原則。

坐起半分鐘

慢慢坐起，稍活動幾次上肢，保持半分鐘。此時可拿起床頭準備好的水杯，慢慢喝完一杯白開水。

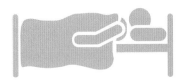

仰臥半分鐘

醒來後先保持仰臥姿勢半分鐘，可做深呼吸、伸懶腰、活動四肢，或用手指尖按摩一會兒頭皮，讓身體徹底甦醒。

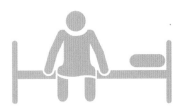

下床半分鐘

將雙腿下垂到床沿部位，靜坐半分鐘，天冷時可慢慢穿衣服，再穿上拖鞋，最後下床活動。

洗浴

　　洗浴相當於一次較強的體力勞動，且常常冷熱刺激較大、空氣不通暢、相對缺氧，很容易引起呼吸急促、心跳加快甚至心絞痛等意外的發生。所以，洗浴對於冠心病患者來說，是一件有一定風險的事情，必須小心應對。

提倡淋浴，減少泡澡

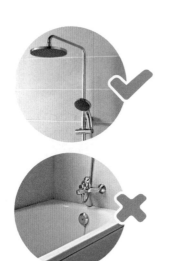

　　在洗浴方式的選擇上，冠心病患者應儘量採用淋浴的方式，而減少泡澡、盆浴。

　　如果一定要泡澡的話，也要選用較淺的浴缸，水不能沒過心臟位置。因為水壓會加重心臟負擔，再加上衛生間往往狹小密閉，空氣悶熱缺氧，不一會兒，就會感到胸悶、心跳加快甚至心痛。一旦暈倒滑入水中，連呼救的可能都沒有，十分危險。另外，老年人腿腳不便，在進出浴缸時也很容易滑倒摔跤。所以，中老年冠心病患者還是遠離泡浴為好。

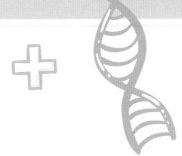

控制好水溫

　　冠心病患者洗澡時應避免水溫過高或過低，因為水溫的冷熱刺激都會增加心臟負擔，易導致冠心病急症突發。

　　洗澡用溫水最為安全舒適。一般來說，水溫控制在 25~40℃之間較好。

　　水溫過高，可使全身毛細血管擴張，大量的血液湧入皮膚毛細血管，增加心臟負擔，導致供應給心、腦等重要器官的血流急劇減少，引起頭暈、疲乏、胸悶等症狀，嚴重者可致暈厥、腦梗塞、心肌梗塞等。

　　水溫過低，會對血管造成寒冷刺激，血管急劇收縮，冠狀動脈痙攣，加重堵塞狀況，容易誘發心絞痛、心肌梗塞等意外。如直接用自來水沖澡，即便是在夏天，也不適合冠心病患者。更不用說冬泳、冰桶挑戰之類的活動，簡直就是致命遊戲，有心血管疾病者切勿嘗試！

洗澡要限時

　　即使是用溫水淋浴，洗澡的時間也不能過長。在浴室淋浴的總時間最好控制在 15~20 分鐘，最長也不能超過 30 分鐘。

　　洗澡時間太久，空氣不流通，浴室裏水氣蒸騰，潮濕悶熱，時間長了，很容易造成大腦、心肌缺氧，發生頭暈、胸悶、呼吸困難、心絞痛等問題，患有冠心病及高血壓、動脈硬化的老年人，都極易發生中風和心肌梗塞。

　　另一方面，老年人體力較弱，皮膚變薄，皮脂腺逐漸萎縮，洗澡過勤，時間過長，皮膚容易變得乾燥，引起瘙癢等問題。

洗浴要注意的細節

除了洗澡方式、水溫、時間等要素外，洗澡還有一些不為大家關注的小細節，如果不注意的話，也會給心血管疾病患者帶來很大的麻煩，不可不知。

保證浴室溫度和通風

冠心病患者要格外重視保暖。天冷時先打開浴室寶，溫度上升後再脫衣洗浴。洗完澡穿好衣服，開窗或開門透一會兒氣，避免浴室和其他房間溫差過大時出來着涼。不少浴室都沒有窗戶，洗澡時打開排風扇必不可少，否則就把門打開一條縫，保證有一定的空氣流通，減少憋悶。

避免彎腰，小心滑倒

病情較重的冠心病患者洗頭時應避免彎腰、低頭，儘量取平臥位，就像理髮館洗頭那樣為好，由他人來幫忙，以保持呼吸道通暢。

在洗澡時要注意防滑，最好穿防滑拖鞋或鋪防滑墊，尤其要當心因缺氧不適而暈倒。若洗澡時感到頭暈、心慌，應立即停止洗浴，注意保暖，及時更換到通風處。

不要在運動後馬上洗澡

運動後不要馬上洗澡，最好是休息半小時後再洗。尤其是大量出汗後馬上洗冷水澡更為不宜。運動量較大、出汗較多時，心臟已經負擔很大了，再加上冷熱刺激，雪上加霜，容易着涼感冒及發生心血管意外。

不要在飽餐後或饑餓時洗澡

洗澡時體力消耗較大，如果空腹，能量不足，容易發生低血糖、缺氧而暈倒，所以，切勿在饑餓狀態下洗澡。而飽餐後腸胃工作旺盛，血流集中在消化系統，因此心肌的供血就會相對不足，心臟的負擔較大。冠心病患者在此時洗浴，會使心臟和大腦更加缺氧、缺血，容易引發心絞痛及猝死。所以，洗澡應在飽餐至少半小時後再進行。

蒸桑拿的禁忌

桑拿洗浴是不少人的喜好，也確實有排毒、解乏的作用，但它並不適合冠心病患者。

桑拿房是一個比衛生間還要密閉、濕熱的空間，溫度一般都在 40~50℃，空氣濕度極大，含氧量很低，人體新陳代謝顯著加快，回到心臟的血流量顯著增多，加重了心臟的負擔。在這樣高溫、高濕的環境裏，即便是身體健康的人都會感到心跳加速、胸悶氣短、呼吸不暢，更不要說有心血管疾病的人了。而且，出汗較多時，人體會有脫水可能，血液也會變得黏稠，很容易形成血栓，導致各種心血管疾病的發生。所以，不僅冠心病患者不適合，患有心肌病、高血壓、低血壓等人群也不適合蒸桑拿。

如果一定要蒸桑拿的話，以下幾點一定要嚴格執行：

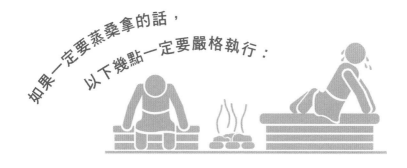

- 蒸桑拿時不要站立時間過長，應採取坐、臥等較低的體位。

- 每次進入桑拿房的時間不超過 5 分鐘，感到胸悶不適馬上停止。

- 過度勞累或饑餓時切勿桑拿浴，以免引起虛脫、暈厥。

- 在蒸桑拿之前，最好喝一杯溫熱的白開水，蒸完後再喝一杯，及時補充水分，以防出現脫水及血液黏稠的情況。

- 隨身帶上急救藥品，以防發生不測。

- 最好有家人、朋友陪伴，不要一個人蒸桑拿。

排便

　　不少冠心病患者都有便秘的情況，便秘又是誘發心律失常、心衰、猝死等的誘因。因此，冠心病患者一定要認真對待排便問題。很多老年人氣血虛弱、陰虧腸燥、腸蠕動緩慢，有老年性便秘的困擾，在馬桶上一坐就是半小時，如果再加上冠心病，危害就更嚴重了。

排便時過於用力易發生意外

　　便秘者過於用力排便有可能引起冠心病發作，出現心率加快、血壓升高、面色蒼白、出冷汗等，還常伴有頭暈、心悸，甚至因心絞痛、心梗、腦梗發作而暈厥，猝死。

　　人在用力排便時全身肌肉緊張、血管收縮，導致血壓驟升，同時由於長時間憋氣，使胸腔和腹腔的壓力增大，心腦血管承壓過重，造成顱內壓力劇增，容易導致腦血管或外周血管破裂，突發腦出血、腦梗塞等意外。若突然用力，還會因腹壓增高、精神緊張使機體出現應激反應，引起心肌暫時性缺血，導致心律失常或心肌梗塞，甚至猝死。

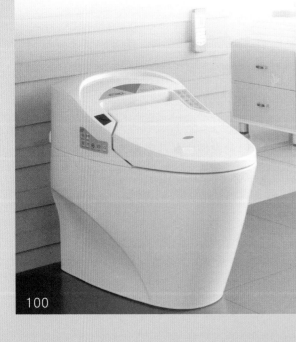

改善便秘這樣做

便秘是指排便次數減少（超過 3 天不排便）、便量減少、糞便乾結、排便費力等。冠心病患者如果有這些情況，可參考以下方法來調理。

養成定時排便的習慣

從人體代謝時間規律上看，每天晨起至吃完早餐之後的這段時間最易排便，最好養成在此時排便的習慣。不管有沒有便意，或者能不能排出，都去廁所蹲一會兒，長期堅持，便可形成定時排便的良好習慣。

多吃高纖維食物

平時多吃些含豐富纖維素的食物，如全麥粉、糙米、粟米、芹菜、韭菜、菠菜和水果等，以增加膳食纖維，刺激腸道蠕動，對降低膽固醇也有好處。

適當吃些乾果種仁

每天吃一把富含植物油脂的乾果種仁，可起到潤腸通便的作用，如核桃、松子、芝麻、杏仁等。

選擇藥物

頑固的便秘可以適當服用平和的藥物；非常嚴重的便秘，也可外用開塞露、甘油栓等栓劑輔助排便。

適當運動或按摩

增加日常的活動量也是改善便秘的重要環節，尤其要增強腹肌的鍛煉。不適合進行劇烈運動的老人，可以自己做腹部按摩，用手掌圍繞肚臍順時針輕輕推按，可促進腸道蠕動。

晨起喝水

晨起空腹喝杯溫白開水，有助於腸道蠕動，可促進排便。慢性便秘者可以喝些蜂蜜水，蜂蜜是潤腸通便的佳品，非常適合老年性便秘患者。其他時間也要注意多喝水。

穿戴

　　冠心病患者穿戴要寬鬆、舒適、透氣、保暖。內衣最好是純棉材質、柔軟、吸汗的服裝。天冷的時候，尤其要注意頭部、頸部、胸腹部和腳部的保暖，出門戴上帽子、圍巾。對於其他的飾物，如手錶、手鏈、手環等，都宜鬆不宜緊，以自然、舒適為度。

領口要寬鬆

　　頸部是血管、神經的聚集之處，也是給腦部供氧的重要通道。冠心病患者也常常伴隨有頸動脈硬化的情況，腦部血運和供氧本來就不好，如果頸部太受束縛，會導致血管、神經受壓迫，血液循環受阻，引起血壓不穩、大腦供氧不足，腦梗的風險大大增加。所以，對於冠心病、高血壓、動脈硬化等所有心血管病患者來說，都要衣領寬鬆，不繫襯衫的第一粒扣子，最好不繫領帶、領結，不穿箍住脖子的高領衫。

勿把圍巾當口罩

　　刮大風或寒冷季節，有人愛拿圍巾當口罩，捂住口鼻，只露出眼睛。多數圍巾由羊毛或纖維材料製成，易產生靜電，吸附空氣中的塵埃及有害物質。這些有害物質吸入體內的話，不僅會引發呼吸道疾病，還易加快動脈硬化、冠心病等心血管疾病的發展。此外，圍巾圍得太緊也容易引起呼吸困難、供氧不足等問題。

　　如果實在改不了這個習慣，要記得經常清洗圍巾，不論是厚圍巾還是薄絲巾，一週洗一次為宜。

不要穿緊身內衣

　　有不少女性為了形體優美，愛穿緊身內衣，甚至是塑型衣，重點更是放在胸部和腹部。而男性則常把腰帶繫得過緊，以勒平肚子。這些都會影響人體血液循環，使人體長時間處於憋悶的狀態，使肌肉緊張、血管受壓，易誘發血栓等心腦血管危險。所以，冠心病患者最好不要使用腹帶、腰封、塑型胸圍、塑身內衣、彈力褲襪等，儘量減少對身體的束縛，讓身體更輕鬆自在。

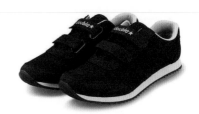

鞋襪以舒適安全最緊要

　　冠心病患者在選擇鞋襪時，要以寬鬆、舒適、安全、保暖、透氣為最重要原則。

　　鞋太小、太緊會妨礙腳部血液流動，影響末梢血液循環，最好選擇穿脫方便、平底或低跟、不用繫鞋帶、鞋底柔軟的款式。鞋底穩定、防滑也很重要，可以減少摔倒概率。

　　襪子則要選擇純棉或速乾的，既能保暖，又很透氣。襪口不要太緊繃，以免影響血流，加重腿腳腫脹等不適。

外出

　　得了冠心病，也不是非要宅在家裏，在身體條件允許的情況下，適當外出對身體是非常有益的，對調節情緒也起很大的作用。能動是福氣，但也要有些特別的注意事項，不能太任性。

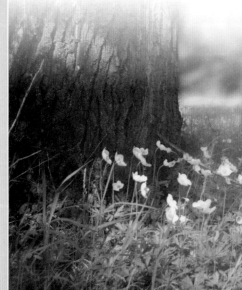

多曬太陽

　　曬太陽是最簡單、方便、省錢的保養法，對冠心病患者也非常有效。陽光中的紫外線能促進人體合成維他命D，幫助人體對鈣的吸收，且能增強人體活力，補充陽氣，讓人精神愉快，遠離壓抑、悲觀等不良情緒，心態也更陽光。

　　經常外出活動就可以達到曬太陽的目的了，不必專門進行。老年人活動不便的話，可以在樓下或陽臺上坐着曬太陽，並做些力所能及的活動。

　　夏季儘量不要讓皮膚直接暴露在驕陽下，在樹下蔭涼處一樣可以曬到。夏季過度曬太陽不僅會對皮膚造成傷害，也易引起頭痛、胸悶。冬天在中午較溫暖的時候，到戶外散步半小時，即可滿足需要。

忌不帶急救藥，必要時攜帶急救卡

有冠心病等心腦血管疾病的人，在外出時應隨身攜帶急救藥品，為了安全起見，最好隨身攜帶急救卡，千萬不能怕麻煩，或存在僥倖心理，兩手空空地出門。意外之所以可怕，就是由於它的不可預知，這一點一定要切記。

前面我們提到過急救藥盒，夜間睡覺時應放在隨手可及處。而在外出活動的時候，也要把急救藥盒時刻帶在身上。換衣服時一定不能忘記將藥盒裝上。一般情況下，急救藥盒應放在上衣或褲子口袋裏。如果沒有口袋，也可放在隨身攜帶的包裹，最好是最外面的固定位置，便於尋找。對裝藥盒的固定位置，家人都要熟知。

我們經常會聽到有人在街上突然暈倒的事。一旦出現這樣的意外，病人已無法表達，如果外衣袋裏有張急救卡的話，可以讓他人馬上判斷病情，不會延誤寶貴的搶救時間。這張小小的卡片隨時就能救你一命。

急救卡怎麼寫？

急救卡一般為名片大小，寫有姓名、血型、病史、急救藥位置以及家庭住址、家庭成員聯繫電話等，便於他人施救、送醫和聯絡家人。

本書附錄中有急救卡的模板，讀者可以把自己的情況寫好，剪下來插在出門必帶的交通卡、鑰匙包中。位置要明顯易見，出門也不會忘了帶。

正面
我有冠心病

如果您發現我有意外情況，請從我上衣左口袋取出硝酸甘油，放入我舌下，並按背面的地址和電話通知緊急連絡人，同時儘快送我到醫院搶救。

感謝您的幫助！

背面（填寫個人資料）

姓名：　　年齡：　　血型：
家庭住址：
緊急連絡人：
聯繫電話：

不擠巴士、地鐵， 避開人流高峰

巴士、地鐵是大城市出行的快捷工具，但在上下班的人流高峰期，擁擠程度可謂驚心動魄。別說是冠心病患者，就是健康人也會感到身體憋悶、頭暈腦脹、心情煩躁，心血管病患者最好遠離這種擁擠嘈雜的場合。

如果要上下班的話，近途不妨選擇騎自行車或步行，綠色環保，還能起到鍛煉作用，遠途還是自駕車或乘坐出租車比較安全舒適。

如果是不用趕時間上班，儘量避開上下班高峰出行，一方面減少因擁擠而發生的意外，給自己減負；另一方面，也是給城市交通減負，不添堵。

當然，在其他時間段出行的話，選擇巴士、地鐵是完全沒有問題的，也符合綠色出行的理念，應該提倡。

自駕出行， 不宜開快車

開車需要注意力高度集中，路上也常有一些意想不到的路況和突發事件，容易造成精神緊張，促使血管收縮，引發心血管危象，現實中就有不少司機在開車時突發心臟病、甚至猝死的案例。

隨着汽車的普及，自駕已經成為現代生活的一部分，完全禁止開車並不現實。如果病情經過治療已穩定，經醫生同意，冠心病患者是可以開車的。自駕出行時，以安全平穩為原則，不要開快車，避免在承受壓力或精神緊張（如時間緊迫、天氣惡劣、夜間、嚴重交通堵塞或超速等）的情況下駕駛，更不可飆車、開鬥氣車。

如果病情不穩定，且未經醫生許可，要儘量避免自駕，還是把方向盤交給別人吧，這不光是為了自己安全，也是為了路人的安全。

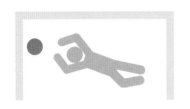

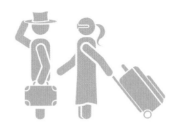

不去喧鬧、刺激的場所

不宜單獨遠遊

冠心病患者比一般人更怕嘈雜、吵鬧，心臟承受刺激的能力也比較差，身體易疲勞，情緒易激動失控。因此，儘量遠離喧鬧、刺激的場所，以減少發病的可能性，保持身心的平和寧靜。

如 KTV、舞廳、酒吧、搖滾音樂會等，這些地方人群密集躁動，音響聲巨大，場所密閉、空氣不佳，容易讓人過於激動；體育比賽現場讓人高度緊張，情緒起伏過大，心臟承受不了這樣的刺激，不如在家看重播回放；遊樂園裏的一些遊樂項目是在挑戰身體極限，考驗着精神的承受力，冠心病患者去的話，真的是在玩命。

如果確實有以上的娛樂愛好，難以捨棄，或捨命陪君子，一定要親臨現場參加的話，記得帶上急救藥，並儘可能縮短時間。

一個人出發，對於心血管病患者來說，可能不是一件安全的事。我們經常會聽到有老年人在旅遊途中突然發病的事情，有些要送醫急救；而如果在一些偏遠少醫的地方，生命就會面臨威脅。

所以，千萬不要存在僥倖心理，一個人貿然出發。結伴出遊是必選項。可與老伴、子女一同出行，也可約親戚、好友、同事等比較熟悉的人一同前往。同伴最好能瞭解你的病情，知道如何急救。

在外面遊玩的時候，也不要一個人行動，一定要有人一起結伴行動，切忌去做自己感興趣的事而一個人掉隊。冠心病患者本來就容易着急、緊張，遇到突發情況，可能會引發意外。

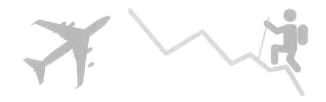

乘坐飛機，先做好檢查

冠心病患者外出必須乘坐飛機時，一定要在病情穩定的條件下，經醫生許可才行。飛機起降時重力變化、氣壓變化、體位變化，會給心血管帶來額外的壓力，且機艙內空間狹小密閉，活動受限，長時間乘坐易煩躁、胸悶、腿腫，對心血管患者非常不利。病情控制不好時，心腦血管意外的發生率明顯增加。

乘坐飛機有明確要求，對於重度高血壓、妊娠高血壓、腦血管意外病後2週內、支架手術後2週內、心肌梗塞病後1個月內的患者，嚴禁乘機。此外，近期血壓起伏大、心血管及開顱術後恢復期、心功能低下、高齡（80歲以上）、合併糖尿病及腎臟損害或尿蛋白的患者，最好徵得醫生的同意再乘機。

旅行避開高寒地區

隨着旅遊熱的升溫，西藏、川西、青海等地區成為熱點，但這些高寒地區的特點是海拔高、氣溫低，冠心病患者不宜前往，尤其是冬季，更為不宜。

寒冷刺激是誘發冠心病的一個重要因素，高原地區常常天氣多變，忽冷忽熱，風雪交加，對脆弱的心血管特別不利。此外，隨着海拔的升高，空氣中的氧氣含量逐漸下降，一般到了海拔3000米時，大多數人會出現輕度的頭痛、氣喘、胸悶、乏力、頭重腳輕、走路綿軟等高原反應。4000米時，大多數人會出現嚴重的高原反應，5000米是生命的禁區，不宜長時間停留。對於冠心病患者來說，高原反應會加重心肌和大腦缺氧，從而突發心絞痛、心梗、腦梗等問題。

當然，如果病情較輕且穩定的話，也並非絕對不可以去。但需有人陪護、注意睡眠充足、防寒保暖、避免提重物。即使如此，超過 4000 米的地方還是不要考慮了。

避免過度疲勞

老人外出旅遊是一件開心的事，但也是一件消耗體力的苦差事。尤其是給患有心腦血管疾病的老人安排旅遊線路時，不宜跋山涉水，行程不要過於緊張，避免長時間在路上奔波，也不要選擇舒適性和安全性都較差的線路。最好選擇近郊等不是太遠的地方，由家人全程陪同。如果想遠行的話，最好就是一個地點住上幾天，以一種修養度假的方式進行。不宜一天安排多個景點，或乘坐各類交通工具，在不同城市間奔波。

如果選擇旅遊團出行，可選擇專為老人設計的線路，即老年團，一般行程安排不是太疲勞。當然最好也要有家人陪同。有些旅行社還配有隨隊醫生，這樣身體不好的老年人就更安心了。

冠心病患者適合去溫暖的地方度假修養，對安養身心、穩定病情非常有幫助。不少北方的老年患者，在冬季去海南旅遊修養一段時間，慢慢遊玩，是不錯的保養法。

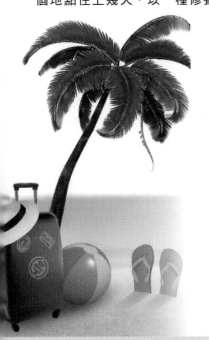

有心血管病的老年人不宜參加下列線路：

走馬觀花的線路：如 14 天 11 國遊，行程太緊，時差大，坐車時間長，過於疲勞。

驢友探險線路：舒適性較差，氣候變化大，衛生條件差，對體力要求高，容易出現意外。

攝影發燒友線路：起早貪黑，無法保證休息，早晚溫差大，比較疲勞。

全程自由行：自由行要隨機應變，途中會有很多意想不到的問題，老人容易着急上火、感到緊張。

當心泡溫泉

　　泡溫泉是許多旅遊地的特色，冠心病患者適當泡溫泉是有好處的，可以擴張血管，促進血液循環。但病情較重、年紀偏大、體質虛弱者要格外小心。由於水溫高，易耗氣傷陰，時間長了會加重心肌缺血、缺氧，誘發心絞痛，心功能不全者還會引起心衰、休克等症狀，血壓過高者還可能會引起血壓波動，甚至可能發生中風、心臟病等意外事件。

心腦血管病患者泡溫泉時應掌握以下原則：

水溫不要過熱

　　40℃左右的水溫比較適合，不宜太熱或太冷。

水深不過胸

　　水深會對胸壁、心臟產生一定的壓力，引起胸悶、憋氣、心慌、心率加快等問題。所以浸泡時以水不沒及胸部心臟位置為宜。

不要遠離人群

　　單獨一個人泡溫泉比較危險，一定要有家人陪同，或與熟悉的人在一起，萬一有不適狀況也有人關照。

帶上急救藥

　　泡溫泉記得隨身攜帶急救藥盒，以備不時之需。

時間不能過長

　　每浸泡 5~10 分鐘出水坐一會兒，全程不要超過 30 分鐘。這樣可以保證心臟供血，不致產生胸悶、心慌、胸痛感。

緩慢出浴

　　出浴時體位及溫度改變都較大，容易導致腦供血不足，如果動作太快，容易出現頭暈、頭痛，嚴重者易摔倒。因此起身時應謹慎緩慢。

及時飲水

　　泡溫泉出汗較多，消耗津液和體力，應適當飲淡鹽水、礦泉水等，以迅速恢復體力，防止脫水。

不同的季節，
不同的調養節奏

　　春風、夏花、秋月、冬雪，四季輪迴，生生不息。四時陰陽的變換是大自然的基本規律，心血管病患者在不同季節也要順時而為，在生理和心理上去適應和調整，才能養護好血管，避免意外發生。

　　天人合一是中國的傳統觀念，天地與人本是一體，天地氣候變化了，人體內在的生物鐘及陰陽平衡也會隨之調整，以保持和自然的同步。

　　中醫經典《黃帝內經》講了四季養生的法則：春生、夏長、秋收、冬藏。四季一般按農曆來算，每個季節包括 6 個節氣，有明確的起止時間。人的日常起居按此規律養生則有益健康。如果違反大自然氣候變化的規律就容易生病。

　　人類是大自然的孩子，在生活中觀察自然，遵從、順應自然規律，是中國人的生存哲學，也是防病、養病、治未病的養生大法。

清明

春分

穀雨

驚蟄

雨水

立春

春季

春三月，此謂發陳，天地俱生，萬物以榮，夜臥早起，廣步於庭，被發緩形，以使志生，生而勿殺，予而勿奪，賞而勿罰，此春氣之應，養生之道也。逆之則傷肝，夏為寒變，奉長者少。——《黃帝內經》

　　春天的三個月，是推陳出新、生命萌發的時令。天地自然都富有生氣，萬物欣欣向榮。此時，應該早睡早起，閒庭信步，穿戴宜寬鬆舒適，讓心情開朗愉悅。要多施予，少爭奪，多獎勵，少懲罰，這是適應春季的時令、保養生發之氣的方法。若違逆春生之氣，便會損傷肝臟，使提供給夏長之氣的條件不足，到夏季就會發生寒性病變。

春季乍暖還寒，冠心病復發率高

春季從立春開始，大地回暖，陽氣上升，萬物生機勃勃，但天氣乍暖還寒，忽冷忽熱，變化無常，且多有大風，風氣通於肝，外風引動內風，易使肝氣亢盛，造成血壓明顯波動，對心血管系統造成不良影響。

春季有「百草回芽，百病發作」之說，意思是患有宿疾者春天要當心病發。尤其在春分前後，許多病症易復發、加重。最應注意的就是高血壓、冠心病、心肌梗塞、腦卒中（中風）等心血管疾病。

注意避風邪，警惕倒春寒

春季疾病多與風邪相關。風為陽邪，具有升發、向上、向外的特性，故風邪常傷人上部和肌表，多見汗出、惡風、頭痛、面部浮腫、中風等症狀。 中醫認為「風為百病之長」，其他外邪多依附於風邪而入侵人體。如果人體臟腑虛而心氣不足，則風邪最容易乘虛而傷心氣。「虛邪賊風，避之有時」，對於心血管病患者來說，春季要特別注意避風邪。

「倒春寒」是指天氣到了該變暖的時候卻依然很冷，而且持續時間較長，忽冷忽熱，以早春時節多見。這種氣候會誘發心血管疾病，一旦出現倒春寒，各醫院急診處的急性中風和心肌梗塞患者都會大幅增加。也有不少患者平時吃藥比較穩定，倒春寒時雖然沒有到發病急救的程度，但也會感到胸悶、憋氣、乏力，非常不舒服。

因此，心血管病患者，尤其是中老年患者，不要過早脫下冬裝，適當「春捂」是十分有必要的。立春之後，有時白天變暖了，但早晚還是相當寒冷，還要穿薄棉衣或輕羽絨外套。尤其是北方地區，真正能脫去棉衣，一般要在清明以後。

清晨鍛煉防過度

春季早起進行適當晨練有益身心。早上是陽氣升發的時候，通過晨練可以調動陽氣，讓人精力充沛，心情舒暢。但在晨練中一定要防止過度的問題。因為春季的溫差較大，清晨時氣溫比較低，運動後出汗較多，容易發生心血管意外。

春季晨練不宜過早。春季應該早起，但也不要天沒亮就出門。有些老年人凌晨四五點就出門鍛煉，此時氣溫較低，又是人體各項機能較弱的時候，大地陽氣還未上升，陰氣仍較重，而且空氣質量也不是很好，不是鍛煉的最佳時間。最好等到天亮之後再外出鍛煉。

此外，春季晨練不宜運動量過大，應以舒緩的運動為主，如步行、太極拳、體操等，以全身感覺伸展放鬆、微微發熱為度。不宜進行長跑等運動量過大的運動，否則一冷一熱、出汗太多，一旦心血管及心臟都承受不了這麼大的負擔，容易出現意外。

踏青賞春，舒暢心胸

春季草色青青，百花盛開，暖風拂面，一掃冬日的蕭條景象，正是踏青遊玩、賞春觀景的好時候。此時莫負春光，不妨多去公園或郊外遊玩，美好的景象會帶給人正能量，讓人身心陰霾全消、舒暢愉悅、心胸開闊、充滿活力。

春季「生而勿殺，予而勿奪」。春遊中對小草、嫩芽、鮮花、幼蟲、小鳥等一切生命都應愛護，不要去傷害。如果能在春季植樹、種花草或從事一些農耕，則是大善之舉。

儘量不要去太熱門的景點，以免旅途中或景區人群嘈雜，影響心情，甚至產生衝突，發生爭執。如果有人冒犯了你或犯了過錯，也要放寬心胸，多予諒解，不要輕易責罵、懲罰。

此外，春遊還要注意防風保暖，不要過於疲勞，也不要太過興奮、激動，注意控制和調節情緒。

小滿

芒種

小暑

大暑

立夏

夏至

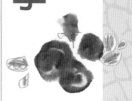

夏季

夏三月，此謂蕃秀，天地氣交，萬物華實，夜臥早起，無厭於日，使志無怒，使華英成秀，使氣得泄，若所愛在外，此夏氣之應，養長之道也。逆之則傷心，秋為痎瘧，奉收者少，冬至重病。——《黃帝內經》

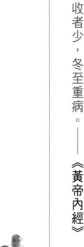

夏天的三個月，是自然萬物繁茂秀美的時令。天地之氣相交，植物開花結果，生長旺盛。此時，應該晚睡早起，不要厭惡白天長，不要隨便生氣，要與夏天萬物秀美的景象相應，使氣機宣暢，對外界事物保持濃厚的興趣。這是適應夏季氣候，保護長養之氣的方法。若違逆夏長之氣，便會損害心臟，使提供給秋收之氣的條件不足，到秋天容易發生 * 痎瘧，冬天再次發生疾病。

* 痎瘧，是中醫裏對瘧疾之類疾病的通稱。

春夏之交要當心

夏季屬心，是最宜調養心神的季節，心血管病患者不妨利用夏季來好好安養，對改善病情非常有利。夏季容易心火亢盛，而出現口乾舌燥、口腔潰瘍、尿少尿黃、大便乾結、心慌胸悶、煩躁失眠等症狀。所以，夏季要注意清心火，防止心火過旺，擾動心神。

每逢 5 月春夏之交，心腦血管病患者就會在醫院紮堆。這一方面是由於氣候不穩定，冷暖變化頻繁，早晚溫差大，容易引起血壓波動，誘發心腦血管疾病。另一方面，不少人天暖以後，一下子加大了活動量，生活作息、穿戴等都有很大改變，而身體一時調整不過來而病倒。所以，季節交替時，如果要改變生活起居，一定要循序漸進，不可短時間內變化太大。如外出運動要一點點加量，外出時間一點點變早，切忌突然改變，要給心血管留出充足的適應時間。

夏季腹瀉，小心誘發心絞痛

夏季腹瀉，易發於七八月份，夏秋之交。主要有以下 3 種情況：

- 由於此時天氣依然炎熱，人們易貪涼飲冷，吃較多的瓜果、飲料、冷凍食品、涼拌菜等，寒涼食品最易傷人脾胃、助長痰濕。
- 由於空調、風扇、洗澡等降溫措施不當，寒氣侵犯人體。
- 由於暑多夾濕，濕邪容易困阻脾胃，導致胃腸功能失調，大便稀溏。

這 3 種情況可單獨出現，也可以共同作用，但最終損傷的都是脾胃功能，使消化能力降低，出現腹瀉。夏季腹瀉一是損傷脾胃，使消化吸收能力減弱，營養供應不足，引起心氣不足；二是造成人體水分大量流失，血管裏的血容量減少，血液黏稠，血運緩慢，引起心臟供血不足。這兩方面都可以誘發心腦血管疾病。

所以，當冠心病患者出現腹瀉時，一要積極治療，二要特別注意防範心腦血管意外的發生。

炎熱容易掩蓋猝死信號

夏季如果高溫持續在 35℃ 以上，就容易增大猝死的概率。因為高溫使人出汗過多，血液黏稠，血管內血栓形成的機會增大，容易引起心腦血管疾病突發。再加上濕度較大，空氣悶熱，含氧量低，情緒容易煩躁，引起心火暴亢，也是導致猝死的原因。

很多猝死者發病前都或多或少有一些徵兆，如胸悶、胸痛、四肢乏力、頭暈等，但通常是一過性的，而且表現不明顯，尤其容易和暑熱不適相混淆，很容易被忽視。

以心源性猝死為例，猝死發生前數分鐘或數天可能就曾出現心前區疼痛、胸悶、疲勞、失眠、煩躁等現象。冠心病患者猝死前，多有心絞痛發作持續時間延長、胸痛程度加重的情況，或者表現為頸部的緊迫感及背部的不適。

這類人群最高危

中年男性：40~50 歲的男性是猝死的高發人群。尤其是社會責任重大的精英人士，長期處於緊張工作或巨大心理壓力下，身心俱疲，更容易突發猝死，屬高危人群。

過度疲勞者：重體力勞動者也是高危人群。特別是夏季長時間在烈日下從事重體力勞動或體育運動，除了會引發中暑，還會導致人體脫水，血液黏稠度增加，冠狀動脈痙攣，導致心臟缺血而引發猝死。

擅自停藥者：按時服藥是預防猝死的重要一環。不少冠心病患者在炎熱的夏季自行停藥，會使病情加重或惡化，遇到誘發因素，極易猝死。

這些情況要小心

運動中：夏季劇烈運動如果超過人體負荷，易導致心肌梗塞、心律失常或急性心力衰竭，發生猝死。因此，夏季運動要量力而行，注意飲水，如果出現胸悶胸痛、心慌氣短等不適狀況，一定要及時休息。

性愛中：過度性興奮容易引起嚴重的心律失常，甚至心臟驟停、腦出血等，成為猝死的誘發因素。

空調溫度別調得太低

　　冠心病患者最好採用自然避暑的方法，如到樹蔭下、小河旁、早晚的小花園裏，在自然環境下出點汗有利於健康。如果一定要使用空調要注意以下幾點。

- 只開「除濕」功能就可讓室內環境舒適很多，可緩解胸悶、憋氣。
- 溫度以 25~30 ℃ 為宜，不要低於 25℃，避免室內外溫差過大。
- 不要使用空調時間過長，整天待在空調房裏閉門不出會加重心肌缺血、缺氧，而出現胸悶、頭暈、心絞痛等症狀，嚴重的可誘發心肌梗塞。
- 進入空調房之前要注意抹乾身上的汗，以免受涼。
- 要定時開窗換氣，一天最好保持房間開窗通風 2~3 次。
- 晚上睡覺時不要通宵開着空調，最好設個定時。或者開隔壁房間的空調，如在臥室睡覺，開客廳的空調，打開臥室門。

出汗多時，不要嚴格控鹽

　　心血管病患者的飲食應該控鹽，但在夏季出汗較多時，要有所調整。

　　出汗過多會損傷心臟陰液，心火就容易亢盛，而出現口乾舌燥、心煩急躁等現象。而且，人體出汗時，體內的鹽分會隨汗液流失，出汗過多，不僅人體缺水，還會引起人體電解質紊亂，嚴重時造成人體疲乏無力、頭暈甚至昏迷。

　　所以，出汗較多的話，在及時補水的同時，還應該適當增加鹽的含量，不要像平日那樣嚴格控鹽了。

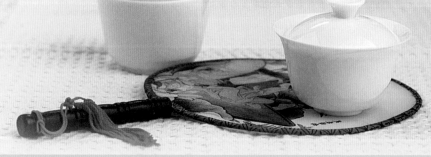

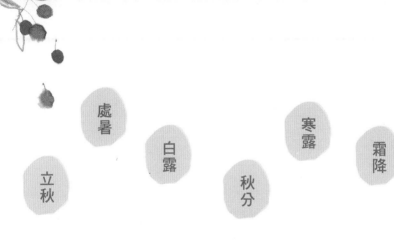

處暑　白露　寒露　霜降　立秋　秋分

秋季

秋三月，此謂容平，天氣以急，地氣以明，早臥早起，與雞俱興，使志安寧，以緩秋刑，收斂神氣，使秋氣平，無外其志，使肺氣清，此秋氣之應，養收之道也。逆之則傷肺，冬為飧泄，奉藏者少。——《黃帝內經》

秋天的三個月，自然萬物果實成熟飽滿。天高風急，地氣清肅，此時，人應早睡早起，以保持神志安寧，減緩秋季肅殺之氣對人體的影響；收斂神氣，以適應秋季的特徵，不使神思外馳，以保持肺氣的清爽，這是適應秋令的氣候、保養收斂之氣的方法。若違逆了秋收之氣，就會傷害肺臟，使提供給冬藏之氣的條件不足，到了冬天容易發生 * 飧泄之病。

---

* 飧泄，是一個中醫病症名，指因脾胃氣虛陽弱、清陽不升所致的大便泄瀉。

不宜秋凍，添衣要及時

在穿衣方面，一般人的規律是「春捂秋凍」，就是說，春天要晚點脫去厚衣，多捂一段時間，而秋天也要晚點添加厚衣，可適當凍一凍。秋凍主要是為了提高人體的耐受性，從而增強禦寒能力。但對於心血管病患者來說，血管的彈性和適應性都會明顯降低，調節能力變差，寒冷或冷熱交替都是血管不能承受的，容易發生中風等意外；所以，秋凍隱藏着很大風險，不宜嘗試。

冠心病患者最好還是根據氣溫變化及時添衣，尤其是早晚寒冷時，要及早穿外套。

注意養肺，增強免疫力

中醫認為，肺主人體之氣，掌管呼吸、免疫功能，並對應人體的皮膚、毛髮。秋季天乾物燥，燥邪很盛，最易傷肺，使人容易發生口鼻咽乾、口渴、乾咳少痰、胸悶氣逆、皮膚乾燥、心緒不寧等問題，也容易得感冒、肺炎等呼吸道疾病。所以，秋天最關鍵的是養肺。

養肺一方面要注意皮膚、腠理的保護，不讓寒冷乘虛而入。另一方面，可以多吃些滋陰潤燥的食物，如梨、百合、蓮子、蓮藕、荸薺（馬蹄）、銀耳等，以緩解秋燥，預防呼吸系統疾病。

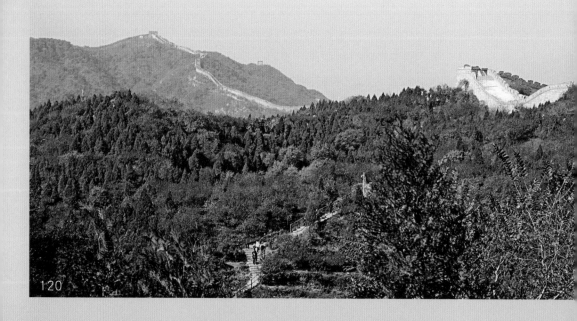

適度進補，不可盲目「貼秋膘」

不論大江南北，秋季都有進補的傳統，適度進補可彌補夏季的損耗、儲備過冬的能量，是非常適宜的。

在南方，秋季進補以水鴨、甲魚、乳鴿、麥冬、沙參、枸杞子、燕窩等滋陰藥食為主。在北方，由於天氣較寒冷，立秋就開始「貼秋膘」，以牛羊肉為主。但應注意，秋季如果紅肉類吃得過多，尤其是羊肉，容易生內熱、傷陰液，導致上火，反而耗傷肺氣，加重秋燥。所以，適度進補即可，切勿盲目「貼秋膘」。

進補還要分清體質。如果是寒性體質，陽氣本就不足，就不可過多進補甘寒滋陰之品，如梨、荸薺（馬蹄）、麥冬等。而如果是熱性體質，平時就容易陽盛或陰虛火旺，此時滋陰降火的補品最為適宜，容易燥熱上火的肉類不宜多吃。

不要像詩人一樣悲秋

秋天氣溫驟然下降，草木日漸掉落，天地有一種肅殺之氣，人容易犯困、情緒低落，甚至出現心慌、多夢、失眠、鬱悶的情況，這是一種「情緒疲軟」，又被稱為低溫抑鬱症，老年人更甚。所以，自古詩人多悲秋也有此原因。

冠心病患者本來就受外界影響較大，因此更要防範情緒變化。首先要從心態上調整，要看到秋天是成熟、收穫、從容、美好的季節，不妨多外出郊遊，開闊心胸，賞秋觀景。讀一讀下面這些詩句，秋天原來如此美好。

一年一度秋風勁，不是春光，勝似春光，寥廓江天萬里霜。

——毛澤東《採桑子·重陽》

自古逢秋悲寂寥，我言秋日勝春朝。晴空一鶴排雲上，便引詩情到碧霄。——唐·劉禹錫《秋詞》

停車坐愛楓林晚，霜葉紅於二月花。

——唐·杜牧《山行》

立冬　小雪　大雪　冬至　小寒　大寒

冬季

冬三月，此謂閉藏，水冰地坼，無擾乎陽，早臥晚起，必待日光，使志若伏若匿，若有私意，若已有得，去寒就溫，無泄皮膚，使氣亟奪，此冬氣之應，養藏之道也。逆之則傷腎，春為痿厥，奉生者少。——《黃帝內經》

　　冬天的三個月，是萬物蟄藏、生機潛伏的時令。水寒成冰，大地凍裂，注意不要擾動陽氣，此時，人應該早睡晚起，等到太陽照耀時起床為好，要使神志內藏，好像有隱私不外露，又好像得到了渴望的東西，要遠離寒涼，求取溫暖，減免皮膚的暴露而令陽氣耗損，這是適應冬季的氣候、保養人體閉藏機能的方法。若違逆了冬藏之氣，就會損傷腎臟，使提供給春生之氣的條件不足，春天就會發生＊痿厥之疾。

＊痿厥，是一個中醫病症名，痿病兼見氣血厥逆，以足痿弱不收為主證，表現為下肢痿弱、昏厥、氣逆等。

122

冬季嚴寒侵襲，保暖就是保平安

冬季是心血管病患者最難過的季節，霜雪嚴寒對心血管是一種惡性刺激，冠心病患者易發生心絞痛、心肌梗塞，高血壓患者易發生腦出血和腦血栓。

血「遇熱則行，遇寒則凝」，血管也符合熱脹冷縮的原理，遇熱擴張，遇冷收縮。在溫熱的情況下，血管擴張，血液流速加快，而在寒冷的環境中，血管收縮，血液凝結，流速較慢。一旦血管有粥樣硬化、斑塊或血栓等，更容易造成管壁狹窄甚至阻塞，血液通過更少，心臟供血不足，心肌缺血，進而引發中風、心絞痛、心肌梗塞等病證。

因此，冬季最要注意的就是保暖，除了衣服鞋帽要厚實齊全外，還要避免長時間在戶外活動、頻繁出入溫差過大的室內外等，切忌進行冷水浴、冬泳等活動。一定要記住「保暖就是保平安」這句話。有條件的北方老人去南方過冬，也是不錯的選擇。

冬季養腎，收藏精氣不縱慾

冬季天寒地凍，萬物蟄伏，要注意養腎藏精。尤其是陽氣偏虛的心血管病患者，要多休息，不能過於疲勞，精力不要過度消耗和外泄，不要縱慾，抵抗力才不會下降。更不能讓身體出汗過度，以免陽氣外泄。雖然南方比較溫暖，但四季的總趨勢是一樣的，也要以收藏為要。

在冬季，應減少連續工作、熬夜加班、酒席應酬、劇烈運動等，性慾、房事也要適當控制，這些都會消耗大量的精力，過度消耗不利於神志內藏、養護精氣。

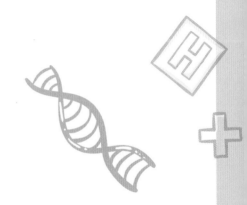

穿戴保暖別怕麻煩

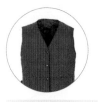 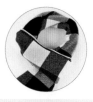 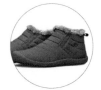

馬甲護住心肺

胸部是心肺所在，胸部保暖既可以暖心窩，也可以防感冒。冬季可穿加絨加厚的馬甲背心，可以是貼身內衣，也可以是外穿的馬甲，重點就是要護住心肺。

要戴圍巾

除了頭部外，頸部也非常薄弱，又是咽喉要道，受寒易傷肺，引發呼吸道疾病。寒風從脖頸入內，也很容易傷及心肺，讓上半身都感到寒冷。所以，寒冬出門時最好帶上圍巾，保護好脖頸部位。但圍巾切勿繫得太緊。

穿保暖鞋襪

寒從腳上起，雙腳保暖非常重要。在家中要穿帶後跟的棉拖鞋，外出則要穿帶絨或夾棉的鞋。襪子可選擇加厚棉或羊毛襪，比較暖和。

要戴帽子

頭部散發熱量很快，在溫度 4℃左右時，人體一半的熱量是從頭部散發出去的，溫度越低，頭部散熱的比例越大。穿得再厚，沒戴帽子，就像沒有加蓋的熱水瓶那樣，熱氣呼呼地往外冒。而且，頭部的腦門、後腦部的風池穴等都是容易受風寒的部位，易引起頭痛、頭暈、感冒。所以，要特別注意頭部保暖，出門應戴帽子，尤其要遮擋住腦門、後腦等部位。

最好戴口罩

冬天不僅寒冷，還常有霧霾光顧。此時出門最好戴上一個棉布的口罩，能有效提高防風保暖、防塵護肺的效果，避免寒風對口鼻的刺激，也減少 PM2.5 等污染物對心血管的危害。口罩應經常清洗晾曬，保持衛生，這也是防病的重要細節。

每晚泡腳，腳暖全身暖

寒從腳下起，腳暖全身暖。腳離人體的心臟最遠，又承載人的體重；因此，這個地方最易出現血液循環障礙。很多冠心病患者都有小腿動脈硬化、斑塊、血栓等問題，容易腿腳冰涼、水腫，到了冬季就更加嚴重。

冬季每晚用熱水泡腳，可以促進血液循環，溫助陽氣，驅散寒邪，起到保暖、保健的作用。泡腳時，身體感到溫暖，血液暢通，甚至微微出汗，再去入睡，睡眠質量會更好。泡腳後還可做一些足底按摩，有利於活化氣血，暢通經絡。

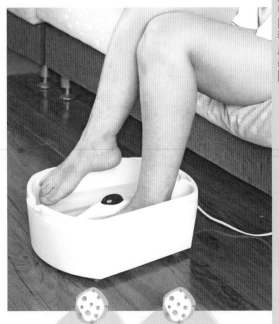

水溫	時間
40℃左右	20~30 分鐘

過年應酬別太多

每年 12 月至來年的春節前後，是冠心病發病的高峰期，這個時間段年節集中，親朋好友歡聚較多，人多喧鬧，且公司的工作進入總結階段，少不了慶功、答謝、聯絡感情，不少職場人的飯局特別多。應酬頻繁，加之飲食上不注意，大魚大肉，煙酒破戒，又情緒激動，生活規律被打亂，往往讓冠心病有了可乘之機，心絞痛、心肌梗塞的發病率往往大幅攀升。

冠心病患者最好推掉不必要的應酬，儘可能保持原有的規律作息。如果是必須參加的聚餐酒宴，也要注意控制進食量，少吃肉類食物，遠離煙酒。與人交談時保持平常心，不論是喜還是憂，情緒都不要過分激動。如果參加打牌、打麻將等娛樂活動，時間不要太長，通宵熬夜的情況更是要避免。

及時救治冠心病，把危害降到最低

冠心病的急性發作一般有 3 個方面的症狀：心絞痛、心肌梗塞和急性心衰。這些急症的發作防不勝防，來勢兇猛，嚴重的可發生猝死。

作為患者家屬，掌握一些冠心病的發病特點、急救步驟，學會硝酸甘油等急救藥的用法，熟知藥品的位置，可以幫助患者爭取更多的治療和救命時間。

心絞痛的急救

心絞痛是冠心病急症中最為多發和常見的。發病時，輕重緩急的程度不同，應注意辨別。冠心病發作時，胸痛的時間長短是重要信息。若長時間胸痛不能緩解，已經出現面色蒼白、大汗淋漓、氣喘等狀況，可能就不是心絞痛這麼簡單了，應馬上將患者送往醫院，不可擅自主張，延誤救治。

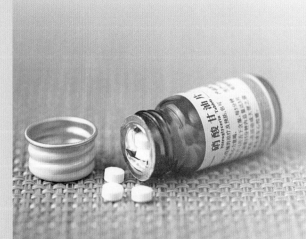

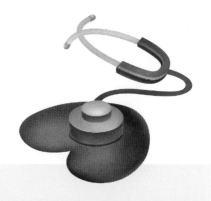

發病特徵

疼痛部位：主要在心前區，常放射至全胸和左肩內側、頸部、下頜、上中腹部或雙肩。不典型者可在胸骨下段、上腹部或心前壓痛，有的僅有放射部位疼痛，如咽喉發悶、下頜痛、頸椎壓痛。老年人症狀常不典型，可僅感胸悶、氣短、疲倦等。

疼痛性質：為陣發性的前胸壓榨性疼痛，有灼痛感、緊縮感、擠壓感，伴有窒息或瀕死的恐懼感，或有冷汗。

發作誘因：體力勞動過度、情緒激動、飽餐後、寒冷、吸煙、心動過速、休克等均可誘發心絞痛。

持續時間：疼痛一般持續 3~5 分鐘，重度發作持續 10~15 分鐘，但不會超過 30 分鐘，否則就有心肌梗塞的可能。在停止誘發活動後疼痛即緩解，舌下含服硝酸甘油也能使症狀在幾分鐘內緩解。可數天或數週發作一次，也可一天內多次發作。

急救步驟

- 立即停止體力活動，靜坐休息。設法消除寒冷、情緒激動等誘因。
- 用手輕輕按摩心前區，或用熱水袋熱敷心前區，以緩解冠狀動脈強烈收縮。
- 做幾次深呼吸，以改善體內缺氧狀況。家裏有氧氣機的，可以吸氧。
- 立即舌下含化硝酸甘油（或其他急救藥）1 片。如未緩解，隔 5~10 分鐘再含化 1 次，連續 3 次含化無效，胸痛持續 15 分鐘以上者，有發生心肌梗塞的可能，應立即送醫院急救。

⚘心肌梗塞的急救

急性心肌梗塞是冠狀動脈急性、持續性缺血缺氧所引起的心肌壞死。臨床上多有劇烈而持久的胸骨後疼痛，休息及硝酸酯類藥物不能完全緩解，伴有血清心肌酶活性增高及進行性心電圖變化，可併發心律失常、休克或心力衰竭，常可危及生命。

發病特徵

發病先兆：心肌梗塞發生前一週左右常有以下前驅症狀。

* 在靜息或輕微體力活動時發生心絞痛，部分患者會出現勞累後胸部不適。
* 感覺到明顯的全身不適或疲倦感。
* 第一次心絞痛發作的持續時間超過 15 分鐘以上。
* 原有的心絞痛症狀加重，發作頻繁，疼痛程度明顯加重，持續時間延長，含服硝酸甘油效果不好。
* 出現胃腸道症狀，胸痛時可伴有噁心嘔吐、腹脹、欲排大便的感覺。
* 心慌，可伴有頭昏、心律不齊。

發病表現：前胸（以左側為重）有持續性劇烈壓迫感，悶塞感，甚至刀割樣疼痛。部分病人可延左臂內側至手指有放射性疼痛或麻刺感，也有的為肩部、頸部、下頜放射性疼痛，以左側為主。疼痛部位與以前心絞痛部位一致，但持續更久，疼痛更重，休息和含化硝酸甘油不能緩解。伴有低熱、煩躁不安、大汗、噁心、嘔吐、心悸、頭暈、極度乏力、呼吸困難、瀕死感。持續 30 分鐘以上，常達數小時。

發作誘因：心梗突發事件多在清晨和上午發生，近 50% 的病例都有誘發因素。如情緒激動、暴飲暴食、脫水、便秘、呼吸道感染、低氧血症、低血糖、心動過速、短暫性腦缺血發作等。

急救步驟

- 立即讓患者原地靜臥休息，停止一切活動。穩定情緒，避免激動，放鬆精神，保持鎮靜。不要奔走呼救，引起患者的驚慌和恐懼。必須注意的是，不要隨便搬動患者，更不能扶患者步行去醫院或揹着患者去醫院。
- 有條件的應測量血壓、心率，密切注意心率變化。
- 開窗通風，保持室內空氣新鮮，同時解開患者的衣服，及時清除口腔的嘔吐物，通暢呼吸。有條件的可立即吸氧。
- 舌下含服硝酸甘油 1 片，隔 5~10 分鐘再含化 1 次。如無禁忌症，應同時將 300 毫克阿司匹林嚼碎服用，也可分 3 次服用（每次 100 毫克），每隔 5 分鐘服 1 次。
- 撥打 999 急救電話，說明所在位置及患者病情。
- 預防休克，可刺人中、合谷、湧泉穴。

容易忽視的不典型表現

無症狀：一部分人的心梗沒有明顯疼痛的症狀，即為不典型表現。這類病人平時沒有什麼不適，突然就發生了嚴重心梗及心源性猝死，其實其冠心病一直隱藏在體內，只是表現不明顯。這種情況以老年人和糖尿病患者為多。所以，應特別注意平時的心臟保健。

異位疼痛：這是一種部位不典型的心梗。有的表現為上腹部疼痛，容易誤診為胃病等腹部疾病，還有的表現為下頜部疼痛，容易誤診為牙疼和咽喉炎。錯誤的判斷往往影響救治時間。

阿司匹林對降低心梗死亡率起着舉足輕重的作用。懷疑急性心梗自救時，服用阿司匹林與不服用相比，死亡率可以降低 30%，而且越早越好。在舌下含服硝酸甘油的同時，服用阿司匹林，可起到改善心臟供血的作用。所以，阿司匹林應成為冠心病患者急救藥盒中的必備藥物。

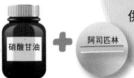

急性心衰的急救

急性心力衰竭是急性心肌梗塞或慢性心力衰竭突然惡化所引起的急危重症，其中以左心室心衰為多，嚴重的可發生心源性休克或心搏驟停。如不能及時、有效地救治，死亡率極高。

臨床表現

主要表現為突發的嚴重呼吸困難，有明顯的氣喘感覺，呼吸急促，頻率常達每分鐘 30~40 次，常迫使患者不能平臥而選擇坐位（端坐呼吸：平臥時呼吸急促，半坐位或坐位時症狀可明顯緩解），並伴有大汗淋漓、煩躁不安、面色蒼白或青紫、口唇發紺，同時有頻繁咳嗽，嚴重時咳粉紅色泡沫狀痰。

保持坐姿，切勿平躺！

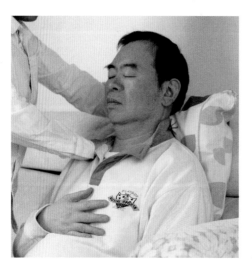

急救步驟

- 立即撥打 999 急救電話，詳細說明患者所處位置及病情。如果附近有醫院的話，也可以馬上送患者前往就診。必須注意，切勿因等待觀察而延誤診治。

- 在等待救護車或去醫院的過程中，儘量不要讓患者活動，要讓患者保持坐姿並將雙腿下垂，切不可讓患者平躺，因為平躺會加重呼吸困難，端坐時呼吸可以順暢一些。

- 在等救護車或去醫院的時間裏，可試用一些藥物，如口服利尿劑，舌下含服硝酸甘油片等，有條件的可儘早吸氧。

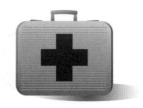

心搏驟停的急救

　　急性心肌梗塞和急性心肌炎等心源性疾病會導致嚴重的心律失常，而引起心搏驟停。由於腦細胞對缺血、缺氧最為敏感，一般 4 分鐘就可發生不可逆的損害，10 分鐘就可能發生腦死亡。所以，心跳、呼吸停止後的 4 分鐘是急救的關鍵時間，應立即進行有效的心肺復蘇。心肺復蘇在搶救的全過程中均不能停止，一直要堅持到救護車到達，把病人交給醫生接力搶救，才能大大降低猝死概率。

心肺復甦急救法

　　在打 999 急救電話之後，立即將患者仰臥在堅實的平面上，頭部不得高於胸部，以免腦血流灌注。然後進行以下救助，直到救護車到來。

> 胸外按壓和人工呼吸需以 30：2 的比例交替進行，即 30 次胸外心臟按壓和 2 次人工呼吸交替進行。

胸外按壓

　　施救者跪在患者右側，將一手掌根部放置於患者的胸骨中下 1/3 處，另一手掌重疊於前一手背上，手指勾住，兩手臂繃直，用腰部的力量向下按壓。深度為 3.5~4.5 釐米，頻率為每分鐘 80~100 次。按壓時手隨胸部起伏，節奏要均勻。

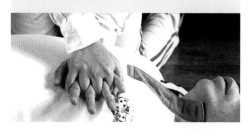

人工呼吸

　　一手掌下壓患者額頭，另一手將其下頦抬高，使其保持頭部後仰的姿勢，使氣道充分打開。用手指捏住患者鼻孔，吸氣後，口對口用力吹氣，觀察到胸腹部有起伏即可。然後鬆開患者鼻孔準備第二次吹氣。每分鐘 12~16 次。

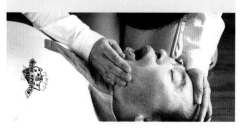

手術後的調養

冠心病手術包括介入治療（PCI）和開胸冠脈搭橋（CABG）。介入治療是採用微創的方法，使用導管技術，將冠心病患者狹窄或閉塞的冠狀動脈重新開通，使其恢復正常冠狀動脈的血流量及血流速度。介入治療因不用開刀，對人體損傷極小、痛苦少、手術時間短、療效肯定，受到冠心病患者的廣泛歡迎，已成為治療冠心病的最主要方法。冠脈搭橋手術創傷大，是否需要還要聽醫生的建議。

冠心病患者千萬不要以為，手術以後病情就已完全逆轉，可以一勞永逸。一部分病人會在術後一段時間出現再狹窄等而導致病情復發。因此，建議患者在經介入等手術治療後，重視後期的調養，這不僅關係到肢體功能的康復、生活質量的提高，更有利於綜合控制多種危險因素，能促使易損斑塊穩定，顯著降低再次心肌梗塞和猝死的發生概率，避免反復發病、反復住院、重複冠狀動脈造影與血運重建，節省醫療開支。

⚅術後堅持服藥和複查

冠心病患者術後要謹遵醫囑，按時服藥。

- 介入治療後醫生一般會建議病人長期使用抗血小板凝集藥物，如阿司匹林或噻氯吡啶等。一般要求堅持服用 9 個月到 1 年。堅持服藥可減少血液內各種物質在病變部位的沉積，進而避免血管的再狹窄。

- 口服他叮類調血脂藥物，嚴格控制血脂水平，可以延緩冠脈斑塊的形成，有效防止冠心病的復發。

- 對於高危冠心病人，尤其多支血管病變未能完全重建血運者，術後仍需要長期口服硝酸酯類藥物。

此外，還要特別重視複查。

- 保證每月定期門診複查，可及時發現口服藥物可能出現的副作用和心肌缺血症狀的復發，便於醫生及時處理。

- 半年複查冠脈造影，以此瞭解手術部位是否有復發現象。一般冠脈病變部位經介入手術後可能在半年內出現再狹窄，因此半年左右複查冠脈造影極有必要。如有復發，可及時處理，避免造成更嚴重的後果。如果未發現復發，對醫生調整患者用藥也有幫助。

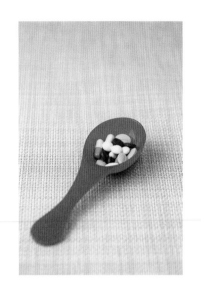

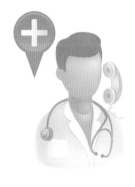
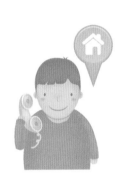

最好與固定醫院的主治醫生建立緊密聯繫，方便進行用藥指導、定期隨訪和複查。

和不健康生活習慣說再見

調整生活習慣與堅持用藥是防治冠心病的兩大支柱，一個都不能少。

首先就是要梳理一下原來的生活，看看有哪些不利於心血管健康的因素。患者要接受醫生的指導和家人的監督，堅決戒煙，限制飲酒，少應酬，少熬夜，管住嘴，邁開腿，睡好覺，和過去的不健康生活習慣說再見，這樣才能開始全新的健康生活，才能真正地避免復發。

放鬆心態，擁抱新生活

冠心病患者的心理康復是急症或術後康復的重要方面，現在越來越引起大家的重視。

心肌梗塞等突發意外或介入手術等對患者及家屬都是一種嚴重打擊，給患者的生活帶來不少變化，迫使患者調整生活狀態。

冠心病患者本來就常見心理問題，容易煩躁、緊張，再加上身體不適，更會加重焦慮、抑鬱、恐懼，擔心自己恢復不了，擔心未來生活，擔心醫療費用等等，精神負擔極大，心理問題只會更嚴重。

心理狀態不佳對冠心病患者的身體恢復非常不利，家屬一定要幫助患者放鬆心態，建立起重新生活的信心，敞開心胸擁抱新生活。

放鬆心態可以從以下兩方面入手：

1. 患者的焦慮和抑鬱情緒主要源於對冠心病的錯誤認識以及對康復過程的不瞭解。因此，要加強對疾病的認識，充分瞭解自己的疾病及程度（包括誘發因素、不適症狀的識別、急救措施、日常保健等），明確康復的過程及今後的努力目標，有助於緩解緊張情緒，提高治療的依從性和信心。

2. 在康復過程中，情緒容易波動，再加上身體不適，往往會相互影響。此時，需要有極大的耐心，及早進行適當的運動康復訓練。運動可有效緩解不適症狀，且有助於克服焦慮、抑鬱情緒，提高信心。當能夠完成快步走或慢跑，或能夠完成一個療程的運動康復後，會更加堅信自己可以從事正常活動，包括回歸工作、恢復正常的家庭生活。

新生活的目標

給自己定下健康目標，並監督執行，生活從此煥然一新！

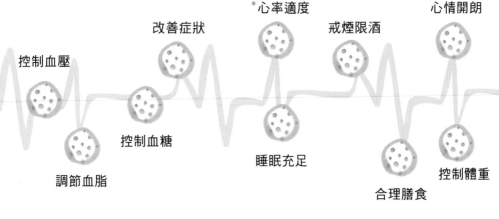

控制血壓　改善症狀　*心率適度　戒煙限酒　心情開朗

調節血脂　控制血糖　睡眠充足　合理膳食　控制體重

＊心率適度：冠心病患者靜息心率應控制在 55~65 次 / 分鐘。

儘早恢復日常活動

冠心病患者從康復第 II 期開始，就可以逐漸恢復日常活動，這也是心臟康復的主要任務之一。應從以下各項能量消耗水平較低的活動開始，等病情穩定一段時間後，再逐漸增加其他活動。

日常生活活動	職業相關活動	休閒活動	體育鍛煉活動
洗漱、剃鬚、穿衣、洗碟子等輕體力活動	端坐（辦公室）、打字、案頭工作、站立（店員）	編織、手工縫紉、賞花、遛狗	散步、太極拳、很輕鬆的健身操

135

術後運動康復注意事項

　　冠心病手術後的運動康復是必不可少的。植入支架者大可不必擔心運動對支架的影響。因為介入支架具有很強的支撐力、耐腐蝕和塑形功能，一般不會生鏽和塌陷。術中，擴張支架時所給予的高壓力會使其緊緊地鑲嵌於冠狀動脈壁上，很難移位和脫落。患者術後進行運動康復，能減少血小板聚集，增加纖溶性，預防再次心梗，並能改善心臟功能，增強體質，提高生活質量。冠心病術後康復分以下 3 期。

第 I 期　院內康復期

　　院內康復期一般為 7 天左右。早期運動康復計劃因人而異，病情重、預後差的患者運動康復的進展宜緩慢；反之，可適度加快進程。一般來說，患者一旦脫離急性危險期，病情處於穩定狀態，運動康復即可開始。具體情況還要聽從醫生的建議。

　　運動康復目標：縮短住院時間，促進日常生活及運動能力的恢復，增強自信心，減少再住院，避免臥床帶來的不利影響（如運動耐量減退、低血容量、血栓栓塞性併發症）。

　　運動步驟：運動要按以下 4 步循序漸進地進行。

1. 被動運動。緩慢翻身、坐起，床邊椅子坐立，床邊坐便。
2. 床邊坐位熱身，床旁行走。
3. 床旁站立熱身，大廳走動 5~10 分鐘，每天 2~3 次。
4. 站立熱身，大廳走動 5~10 分鐘，每天 3~4 次，上一層樓梯或固定踏車訓練，坐位淋浴。

　　這個時期患者運動必須在心電和血壓監護下進行。運動強度宜控制在較靜息心率增加 20 次左右／分鐘，同時患者感覺不大費力。

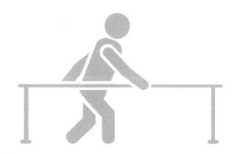

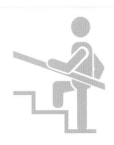

第 II 期　院外早期康復或門診康復期

一般為出院後 1~6 個月。介入支架、搭橋手術後常規 2~5 週開始進行有規律的運動。II 期康復為冠心病康復的核心階段，既是 I 期康復的延續，也是 III 期康復的基礎。

從這期開始，康復計劃增加了在心電和血壓監護下的中等強度運動，以有氧運動為主。通過醫生進行病情評估，以確定運動形式、運動頻率、運動強度、持續時間以及確保運動安全的監測方法。

有氧運動：主要方式有行走、慢跑、騎自行車、游泳、爬樓梯，以及在器械上完成的行走、踏車等。每次運動 20~40 分鐘，每週 3~5 次。建議初始從 20 分鐘開始，根據患者運動能力逐步增加運動時間。

在運動時應以自我感覺稍累為間隔點，遵循循序漸進的原則，分熱身期（5 分鐘）、運動期（10~30 分鐘）和恢復期（5 分鐘）3 個階段。

患者在康復鍛煉的過程中，要注意自己的自覺症狀，如有沒有胸悶、胸痛、眼前發黑、頭暈、走路不穩等，這些都是心臟負擔過重的信號，此時應休息或減少運動量。

第 III 期　院外長期康復期

這一階段也稱為社區或家庭康復期，一般為接受手術至少半年以後。部分患者已可重新工作，並基本恢復日常活動。此期的關鍵是維持已形成的健康生活方式，養成長期堅持的運動習慣。

運動因人而異，對病情的評估十分重要。低危患者的運動康復無須醫學監護，仍以有氧運動為主，具體形式可參考本書第五章內容，而中、高危患者的運動康復中仍需醫生指導及醫學監護。

第四章

科學用藥是
防治冠心病的基石

床頭桌、抽屜、藥箱全塞滿了裝藥的瓶瓶罐罐，

飯前吃、睡前吃、定時吃，

讓不少冠心病患者心生厭煩，

少吃點，乾脆不吃，改吃保健品……

用藥謬誤多多。

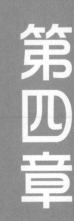

在細節上把握用藥

治療冠心病的「兩隻手」

堅持健康的生活方式和有效的藥物治療是治療冠心病的「兩隻手」。兩手都要硬，才能有效降低突發心血管事件的風險，顯著改善整體健康水平。

如果已經確診為冠心病，血管阻滯或痙攣明顯發生，甚至已經出現心絞痛，還一味拒絕藥物治療，只會讓意外更早到來。另一方面，如果認為僅憑藥物就可以控制病情，無須改變生活方式，也很難達到藥物治療的理想效果。

作為一種慢性疾病，冠心病需要堅持長期、不間斷地嚴格在醫生指導下用藥。藥物治療可以緩解症狀和穩定病情，某些藥物也可以延緩或減輕冠狀動脈硬化的發展進程，積極控制引起血管硬化的危險因素，達到既治療又預防的作用。

冠心病用藥包括急救期藥物和日常緩解期藥物兩種。可適當結合中藥治療，中西醫結合療效更好。

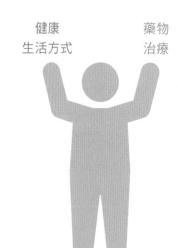

健康
生活方式

藥物
治療

最忌諱驟然停藥

冠心病患者必須按照醫生的要求定時、定量服藥，切忌私自停藥，吃吃停停容易產生停藥反應，使病情反復。特別是急剎車式的驟然停藥，常會導致病情加重，甚至還可出現嚴重後果。

① 使用普萘洛爾、普拉洛爾等治療冠心病、心絞痛時，如見效後驟然停藥，可出現反跳性交感神經興奮，引起更為嚴重的心絞痛發生，甚至發生心肌梗塞。

② 長期服用硝酸甘油類藥物的冠心病患者，突然停藥可引起動脈痙攣、誘發心絞痛。

③ 如突然停用甲基多巴等降壓藥，會造成血壓在短期內驟升，並產生失眠、頭暈、頭痛、視力模糊、顏面潮紅等症狀，嚴重者可導致血管破裂而死亡。

④ 已確診冠心病的患者要堅持服用他汀，終身服藥利大於弊。吃吃停停會加快動脈粥樣硬化，加速冠心病惡化。

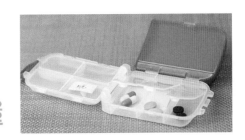

不要隨意加減藥量

服藥的另一個大忌是患者自作主張，隨意加減藥量。

有些病人治病心切，或覺得效果不明顯，就擅自加大藥量，結果欲速而不達。如硝酸甘油是擴張冠狀動脈、緩解心絞痛的速效藥，個別因一次含服不見效，就在短時間內連續服好幾片乃至十多片，結果不僅療效不佳，反而疼痛加劇。因為任意加大硝酸甘油量不僅會產生耐藥性，而且還能直接造成冠狀動脈痙攣。

擅自減少藥量的情況也相當多見，有些患者覺得吃藥太多、產生厭倦情緒，或自覺沒什麼事，就減每次藥量或減服藥次數。這對穩定和控制病情都非常不利。當然，也有因為健忘而出現的多服、漏服藥物的情況。這種情況可自備一個多格的藥盒，每天早上把一天的藥定量裝好，這樣就不會遺忘了。

別輕信廣告和病友

如何選擇治療冠心病的藥，這是一個非常複雜的問題，每一種藥物都有它嚴格的適應證和禁忌證，而且不同個體用藥也不一樣。冠心病患者常有以下 2 個用藥謬誤：

謬誤一

輕信廣告，點名要藥

市場上有很多針對冠心病的藥品廣告，甚至一些養生節目也在推銷藥品。不少廣告一味追求經濟效益，只講藥物治病的效果，不談藥物的毒副作用，很容易征服長期被疾病折磨的患者。有些所謂的「藥品」，甚至根本沒有藥品生產許可證，只有保健品證號，起不到治療作用，這類產品不可信任。

特別是老年人，過分相信廣告宣傳，有些甚至要求醫生給自己開某廣告宣傳的藥品，或自己到藥店買藥自服。其實，這種做法是很危險的，劑量把握不好不說，有時還可能不對症，甚至用反了藥，結果適得其反。

謬誤二

相信病友，仿效用藥

有些患者一聽到別人說某種治冠心病的藥效果比較好，自己就要用。尤其是老年病友之間交流經驗時，這種情況經常發生。

實際上，症狀相似的病，病因卻可能完全不同。比如同是偏癱患者，有的是由腦出血引起的，也有的是由腦缺血（血栓或栓塞）引起的，治療方案是不同的。即使是同一種疾病，也有一個輕重緩急及病程長短的問題。此外，人與人之間還存在體質的差別，不同的人對藥物的反應也不一定相同。

所以，某種藥在別人身上效果好，在自己身上卻不一定管用。用藥必須聽醫生的，而不能隨便相信病友所說。

偏方再靈，也要合理就醫

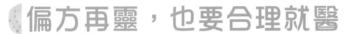

不少老年患者特別迷信偏方，認為「偏方治大病」，經常去嘗試各種偏方，從幾百元的偏方小藥到上萬元所謂的「靈丹妙藥」，還有一些書上抄來的祖傳秘方。更有甚者，因為用了偏方，就停止了正規用藥和治療。

應該說，有些偏方的確可以治病，甚至還可能有特效，但是這並不是說偏方就絕對無害。從中醫看，疾病也分不同的症型，很多偏方只對一些特定症型或人群起作用，且劑量、毒副作用等不太明確，用得不對症，反而會引起患者的不適，甚至是造成中毒。

因此，偏方不可隨意使用，一定要諮詢醫生的意見，尤其是中醫大夫的意見，看是否適合自己。因為很多偏方、秘方都是打着中醫的旗號，行招搖撞騙之實，還不如讓有經驗的正規中醫大夫把脈問診，開個適合你的藥方，既對症，又安全。

明白吃藥，安心治療

常用急救藥使用宜忌

　　冠心病患者需常備急救藥盒，裏面一般都配有 4~5 種預防和治療心絞痛發作的常用藥物，隨身攜帶，以備不時之需。

硝酸甘油片

功效：心絞痛的首選急救藥物。能快速緩解心絞痛，並起到防止猝死的作用。在活動或大便之前 5~10 分鐘預防性使用，可避免誘發心絞痛。

用法：在心絞痛發作時，立即取一片藥放於舌下含化，一般 1~2 分鐘內奏效並可維持 20~30 分鐘。如用 5 分鐘後症狀未緩解，可再含一片。

禁忌：對於有嚴重貧血、青光眼、腦出血、顱內壓增高及低血壓和對此藥過敏等患者，均禁止服用。

注意：此藥有效期一年，如保存不當或溫度過高易分解失效，需及時檢查替換。

速效救心丸

功效：行氣活血，祛瘀止痛，增加冠脈血流量，緩解心絞痛。用於氣滯血瘀型冠心病、心絞痛。

用法：患者出現心絞痛、胸悶、憋氣時可以服用，舌下含服。一次 4~6 粒，一日 3 次；急性發作時，一次 10~15 粒，一般含服 5 分鐘後，症狀可以緩解。

禁忌：尚不明確，請徵詢醫生意見。

注意：起效不如硝酸甘油片快，急性心絞痛發作時，還是首選硝酸甘油片，沒有時備選此藥。兩藥相比，服此藥不會發生體位性低血壓，藥性比較平和，危險性小，治療心肌梗塞更安全，也不易發生耐藥性。

安定片

功效：鎮靜、催眠、抗焦慮、抗驚厥、鬆弛肌肉。可用於心絞痛伴有心情煩躁、心律失常者。

用法：每次口服 2.5~5 毫克，一日 3 次，服後可有嗜睡、便秘等反應。

禁忌：孕婦忌用，患有青光眼及重症肌無力者禁用。連續大量使用會中毒。

注意：心絞痛伴有心情煩躁、心律失常、失眠時，可將硝酸甘油片與安定片合用。

硝苯地平（心痛定）

功效：用於防治冠心病心絞痛，特別是變異型心絞痛和冠狀動脈痙攣所致心絞痛。對呼吸功能沒有不良影響，故適用於患有呼吸道阻塞性疾病的心絞痛患者。對伴有高血壓的心絞痛或頑固性充血性心力衰竭，均有良好的療效。

用法：舌下含服 1~2 片，約 10 分鐘生效，可維持 6~7 小時。

禁忌：低血壓患者慎用，孕婦禁用。

注意：用藥後，可能有輕度的頭痛眩暈、面紅口乾、噁心嘔吐和舌根麻木、腿部痙攣等反應，若繼續含服，一般會自行消失。

亞硝酸異戊酯吸入劑

功效：擴張冠狀動脈及周圍血管。在心絞痛情況下出現心慌、流汗、氣短等心肌梗塞徵兆時，可應急使用。

用法：當心絞痛急性發作或用硝酸甘油片無效時，用手帕或紙巾包起吸入劑，捏碎，將手帕放於鼻孔處吸入此藥劑，20~30 秒就能起效。一次 1 支。

禁忌：本品可增加眼內壓和顱內壓，因此患有青光眼、近期有腦外傷或腦出血者禁用。

注意：適用於病情嚴重，已不便口服藥品的心絞痛急性發作。過量吸入會導致血管急劇擴張，不可超過 1 支。

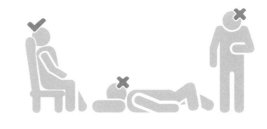

服藥時應坐靠在寬大的椅子上。不能站立，以免突然暈厥而摔倒；也不宜平臥，以防靜脈回心血流量增加，延長心絞痛發作時間。

西醫日常用藥類型及使用宜忌

如果已經確診為冠心病，或已經發生過心絞痛、心肌梗塞等心血管事件者，要接受日常藥物治療，並堅持服用，以達到緩解病情、延緩發展的作用。主要的西藥一般包括以下幾大類，具體藥的品種極多，此書僅舉幾例。

由於病情、體質因人而異，所以在用藥上比較個性化，須經醫生對患者進行綜合判斷後制定用藥方案，確定品種和劑量。如果在服藥一段時間後，出現了一些不良反應，要及時告知醫生，以便隨時調整藥品。

硝酸酯類藥物

可減少靜脈回心血量，減少心室容積，降低室壁張力，從而降低心肌耗氧量，並選擇性擴張冠狀動脈，使心肌缺血部位血流再分佈。

硝酸甘油：有不同劑型，通過不同途徑給藥，如片劑、氣霧劑、貼膜、軟膏、注射劑等，可按需選用。

硝酸異山梨酯（消心痛）：每次5~10毫克，15~30分鐘起效，維持4~5小時，每4~6小時服1次。

單硝酸異山梨酯：每次20毫克，每天2~3次。

β受體阻滯劑

可減慢心率、減弱心肌收縮力，從而降低心肌耗氧量、抗心絞痛，將患者清醒時靜息心率控制在55~60次/分鐘。

美托洛爾（倍他洛克）：每次12.5毫克，每天2~3次。

阿替洛爾（氨醯心安）：每次50~100毫克，每天1~2次。

比索洛爾（康忻）：每次5~10毫克，每天1次。

注意

心絞痛同時伴有重度心力衰竭、休克、竇性心動過速、Ⅱ度以上房室傳導阻滯時禁用此類藥，支氣管哮喘及嚴重阻塞性肺氣腫患者須慎用或禁用。停用此類藥宜逐步減量，以免突然停藥誘發心絞痛、心肌梗塞或心律失常。

鈣離子拮抗劑

可擴張冠狀動脈，解除冠狀動脈痙攣，增加心肌供血，擴張外周血管，減輕心臟負荷，抑制心肌收縮，減少心肌耗氧。

硝苯地平（心痛定）：可作急救藥使用。

鹽酸地爾硫草（合心爽）：對變異性心絞痛效果好。口服 20 毫克，每 6~8 小時 1 次。

注意

此類藥物易引起臉、手、下肢水腫，如出現這些情況，應及時換藥。

服藥時間：由於冠心病心絞痛、心律失常的高發期是在早上 6~8 時的「晨峰期」，特別是早上起床和洗漱這段時間。所以，一般應在早上起床時服藥。此外，若要進行打球、講演、爬山等活動，提前半小時服藥，可預防心絞痛和心血管意外的發生。

藥品保存：硝酸甘油片或硝酸異山梨酯片等藥品對光線和溫度敏感，應放在有色避光、密封的小瓶內，外出時放於外套口袋或隨身包中，不宜直接貼身放置。

調節血脂藥物

可降低血漿甘油三酯或降低血漿膽固醇，促進脂代謝，減輕動脈硬化程度。長期服用他汀類藥物可顯著降低冠心病死亡率。

辛伐他汀：臨床用於治療高膽固醇血症、冠心病。每天服用 20 毫克，每晚服用 1 次。活動性肝炎及孕婦禁用。

抗血小板凝集藥物

可起到預防血栓形成、抗血栓的作用，對心絞痛療效肯定，並可預防心肌梗塞。

阿司匹林：冠心病患者應長期服用阿司匹林，因其不僅抗血小板凝集，還抗動脈硬化，可抑制斑塊的增生和破裂。每次 75~100 毫克，每天 1 次，急性期遵醫囑加量。

注意

應與食物同服或用水沖服，飯後服用，以減少對胃腸的刺激。如果無胃腸道反應可長期服用。

潘生丁（雙嘧達莫）：具有擴張冠狀血管、促進側支循環形成和輕度抗凝作用。每次 25~50 毫克，每天 3 次。低血壓患者慎用。

常用中成藥類型及使用宜忌

　　治療冠心病的中成藥很多，而中醫治療的前提是辨證，所以，不可隨意選擇藥物，必須由專業的中醫師進行診斷後再選擇用藥，保證「辨證施藥」，「藥證相符」才能提高療效，減少不良反應。

冠心蘇合丸：有祛寒活血、宣痺通陽的作用，用於寒凝心脈所致的冠心病心絞痛，可改善微循環、增加冠狀竇血流量、提高耐缺氧能力、減慢心率。久服有傷陰、破氣的副作用，故不宜久服；性味多辛溫，屬陰虛火旺、熱閉和脫證者及孕婦不宜應用；因其所含冰片、蘇合香對胃及食道黏膜有較強的刺激作用，故胃病患者不宜服用。

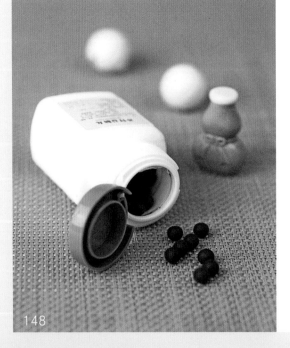

通心絡膠囊：具有益氣活血、通絡止痛功效，可用於氣虛血瘀型冠心病心絞痛。該藥可明顯改善急性心肌缺血程度、縮小心肌梗塞範圍、增加冠脈血流量、改善心肌供血供氧。出血性疾患、孕婦和婦女經期及陰虛火旺者禁用。

麝香保心丸：芳香溫通、益氣強心，用於氣血不足、心脈瘀阻所致的冠心病心絞痛。該藥可促進血管新生、保護血管內皮、阻遏動脈粥樣硬化、抑制動脈壁炎症、穩定已經形成的粥樣斑塊。孕婦和陰虛火旺者禁用。

複方丹參滴丸：有活血化瘀、理氣止痛的作用，用於氣滯血瘀型冠心病心絞痛。該藥可擴張冠脈、增加心肌血氧供應、抑制血小板聚集及血栓形成、改善血管內皮功能、降低血液黏稠度、調節血脂、防止動脈粥樣硬化。孕婦和婦女經期慎用。

速效救心丸：具有行氣活血、祛瘀止痛的作用，用於氣滯血瘀型冠心病心絞痛。此藥可擴張冠狀動脈、舒張血管平滑肌、抗心肌缺血、保護心肌細胞、抑制動脈粥樣硬化、降低血液黏度和解痙鎮痛，並有一定的降壓效果。低血壓患者慎用。

血府逐瘀口服液（膠囊）：具有活血祛瘀、行氣止痛的功效，用於心血瘀阻型冠心病心絞痛。該藥可延長凝血時間、降低全血黏度和血漿黏度、擴張毛細血管、改善微循環、抑制血管平滑肌細胞增殖、防止支架術後再狹窄等。孕婦和婦女經期忌用，體弱無血瘀者不宜使用。

心可舒片：具有活血化瘀、行氣止痛的作用，用於氣滯血瘀型冠心病心絞痛。可改善心臟微循環、擴張冠脈、改善心肌灌注、減輕炎症反應、改善易損斑塊的內皮功能等。孕婦慎用。

地奧心血康：具有活血化瘀、行氣止痛作用，用於心血瘀阻型冠心病心絞痛。該藥可改善心肌缺血、增加冠狀動脈血流量、降低血脂、改善血流。個別患者有過敏性藥疹、肝損害、血尿等副作用。

參芍片（膠囊）：具有活血化瘀、益氣止痛的功效，用於氣虛血瘀型冠心病心絞痛。該藥能解除冠狀動脈痙攣、提高抗缺氧耐力、降低血液黏度，並有一定的調脂作用。陰虛內熱者不宜使用，孕婦和婦女經期慎用。

舒心口服液：可補益心氣、活血化瘀。用於氣虛血瘀型冠心病心絞痛。有抗心肌缺血、擴張冠狀血管、增加冠脈流量及抗血小板聚集等作用。孕婦慎用，陰虛血瘀、痰瘀互阻者不宜單獨使用。

聯合用藥宜忌

哪些西藥可聯合使用

臨床實踐證明，單獨採用某一類藥品控制冠心病心絞痛，往往難以取得滿意功效，常需要聯合用藥。主要用於抗心絞痛的藥物有硝酸酯類、β 受體阻滯劑、鈣通道阻滯劑 3 大類，在選擇時可用「二聯」法，並輔助使用抗血小板凝集藥物和調節血脂藥物。

所謂「二聯」，就是兩類藥品聯合使用。既可通過不同藥理作用來增強療效，又可緩解單一用藥容易出現的副作用。下面的搭配僅供參考，而具體用藥須由醫生決定，切不可自己亂配。

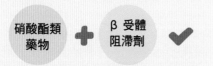

是最安全有效的療法。因為硝酸酯類可減少 β 阻滯劑引發的心臟擴張，而後者可對抗硝酸酯類引發的反射性心動加速。

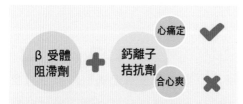

β 阻滯劑可與心痛定聯用，因為 β 阻滯劑能夠減少心痛定引發的反射性心動加速。

但與合心爽口服合用，易加劇心臟阻滯的副作用，故不宜聯用。注射聯用更應慎重，會抑制心功能，甚至引起心臟停搏。

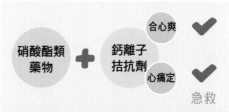

宜與合心爽合用為主，因為合心爽對心肌、房室結有較強的抑制作用，可調整心率，並可對抗硝酸酯類引發的反射性心動加速。而與心痛定聯用，只用於急救，不可過量，以免加重頭痛、面紅及反射性心動加速，故應慎重。

如果「二聯」用藥控制心絞痛作用不佳時，還可使用「三聯」用藥，即三類藥品聯合使用。但用藥過多過雜也不一定是好事。若經二、三聯用藥仍不能控制病情，常提示冠脈狹窄加劇，易發展為心肌梗塞，建議做冠脈造影，以決定是否需要手術治療。

中西醫結合效果好

中醫以辨證論治、全身調理為出發點，藥用的思路與西醫不同。患者即使經過西醫診治，也不妨輔以中醫療法，這對疾病的治療肯定是有益而無害的。

特別是心臟支架手術後，繼續輔助中醫治療相當重要。因為手術只是疏通了一個堵點，而患者全身血運不暢的問題並沒有緩解，很容易再次堵塞。

中醫通暢血脈的方法很多，能在改善冠心病諸多症狀的同時，真正暢通身體的微循環，小血管堵塞得到緩解，心肌局部供血也會得到較為明顯的改善。中醫認為，冠心病的病機關鍵是血脈不通，其主要原因是心臟陽氣虛弱和氣滯、痰濁、瘀血閉阻經脈等。中醫療法的關鍵在於「通」，而通的前提是「溫」。中醫治療會因人而異，根據不同病因辨證施治。

中醫療法還能緩解西藥的一些副作用，如長期使用阿司匹林的腸胃反應，一些降壓、降脂類藥物引起的肝損傷、性功能減退等。

用藥做減法

冠心病患者常有這樣的苦惱：花花綠綠一大桌子藥，要記住不同的服用時間、不同的劑量、不同的服法，看着都頭疼。天天把藥當飯吃，別說胃受不了，精神也快崩潰了！

用藥品種偏多，會使藥品出現重複作用，功效及毒性同時提升。此外，不少老年人不只患有一種疾病，不同醫生開的藥也會出現交叉重複或相忌、相剋的現象，加重患者的不適。

所以，用藥應多做減法。患者如覺得吃藥太多時，可把自己每天吃的藥列出清單，請醫生幫自己梳理一遍，看哪些可以減免，一些可吃、可不吃的藥或功效重複的藥儘量減掉。

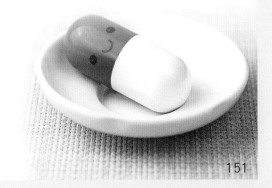

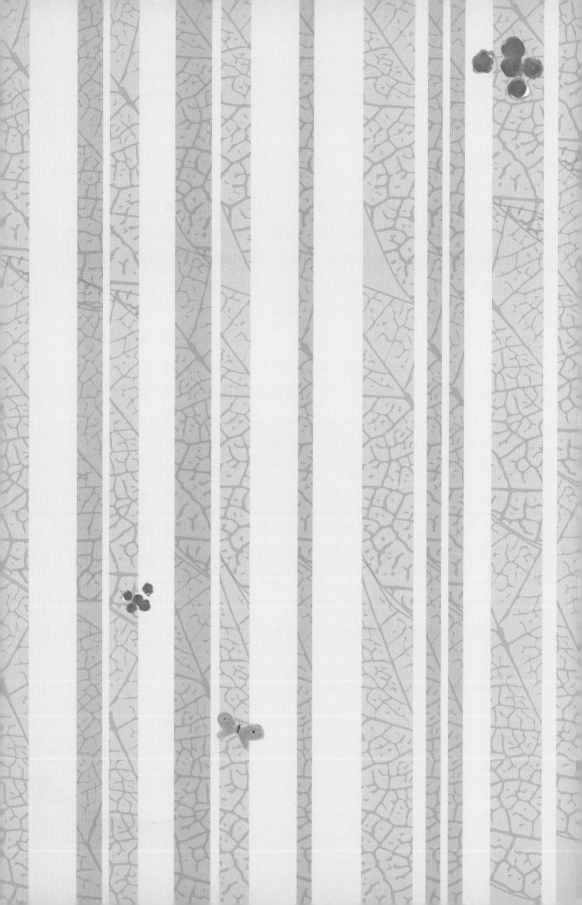

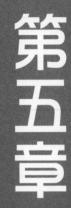

第五章

在合理的前提下，堅持運動

冠心病患者可以運動嗎？能從事哪些運動？

多大強度？多長時間？運動中都要注意些什麼？

運動不當又會發生什麼危險？

本章幫您逐一解答關於運動的常見問題，

讓運動更科學、更合理、更健康。

合理運動，
讓心血管更年輕

運動能全面改善心血管功能

　　長期堅持有規律的運動，可使人體心血管系統的形態、機能和調節能力產生良好的適應，心肌更強壯，收縮及舒張力加大，速度加快，冠狀動脈供血變好，抗缺血、缺氧的能力提高，全面改善心血管功能。

　　低強度、長時間的有氧運動可促進冠狀動脈側支循環的功能，改善冠狀動脈供血供氧能力、穩定冠狀動脈的斑塊、增加血液流動性、減少新發病變，有益於防控冠心病。有氧運動還能降低輕度原發性高血壓、高脂血症、Ⅱ型糖尿病的發病率，改善糖、脂代謝，控制體重。

　　運動還能使人的精力更充沛，心情更開朗，減輕冠心病患者常見的便秘、焦慮、抑鬱、失眠等問題，有助於提高生活質量。

判斷心臟功能級別，適度運動

運動好壞的關鍵是「適度」，那麼，如何根據自己的身體狀況和心臟功能，選擇適當強度的運動呢？下面的「6 分鐘步行試驗」可以幫助你自我測試。

6 分鐘步行試驗

30 米

試驗方法

- 在平坦的地面劃出一段長 30 米的直線距離，兩端各放一把椅子作為標誌。
- 患者在其間往返運動，速度由自己決定。由專人在旁邊每 2 分鐘報時一次，並注意觀察患者有無發生不適（氣促、胸悶、胸痛等）。如患者不能堅持，可暫停或中止試驗。
- 6 分鐘結束後計算其總的步行距離。

判斷標準：根據 6 分鐘內步行的距離，劃分為 4 個等級。

級別	6 分鐘步行距離	反映心功能狀況	運動建議
1 級	小於 300 米	心功能明顯減退	不鼓勵戶外活動，可以在庭院裏走動，或者澆花、養魚等
2 級	300~400 米	心功能輕度減退	可戶外活動，但每天不超過 1 小時為佳
3 級	400~450 米	心功能接近正常或達到正常	鼓勵戶外活動，時間以每天 1~2 小時為宜
4 級	大於 450 米	心功能正常	正常運動，無特殊限制

怎樣掌控運動強度

運動到什麼程度為好，是很多患者不易掌握的。以下 2 種簡易方法，幫你學會在日常運動中掌控運動量，做到心中有數，勞而不累。

目標心率控制法

運動時把一個心率計算器戴在身上，隨時記錄心率數。運動時隨着運動量的增加，心率會逐漸增加，當達到目標心率時就要停下來。當心率達標時，表明運動量已經足夠，就要停止或者減慢運動速度，超出目標心率容易發生危險。

粗略計算：目標心率一般是在靜息心率的基礎上增加 20~30 次 / 分鐘。體能差的增加 20 次 / 分鐘，體能好的增加 30 次 / 分鐘。此方法簡單方便，但欠精確。

公式計算：目標心率 =（220 － 年齡）×0.85。按年齡計算更為準確、科學。

自我感覺控制法

中醫非常重視患者自己的實際感覺。感覺是反映體內生理病理變化的重要證據，也是最簡單的方法。

在運動中如果自己感覺微微汗出，有清爽感，稍覺疲勞，或者稍有氣促但不影響對話，就說明運動量已經足夠，不宜再加大強度或延長運動時間。運動後第二天早晨起床時感覺舒適，無疲勞感，說明前一天的運動量適度。

如果運動中出現喘促氣急、大汗淋漓、明顯疲乏，甚至頭暈目眩、胸口憋悶、胸痛心慌、面色蒼白等，說明運動量過大了，必須馬上停下來休息。

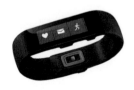

智能手環

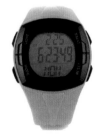

運動手錶

目前市場上有很多心率計算器產品。如帶測心率、測步行數的運動手錶、智能手環等，使用方便，適合用來監測運動強度。

適合冠心病患者的運動類型

步行

步行是最佳的運動方式，也是最安全、最柔和、適應面最廣的運動。進行有節奏的步行，能全面改善供氧狀況，提高心肺功能，讓人心情愉悅。此外，步行還有助於加速體內脂肪的消耗，幫助減肥，降脂降糖。

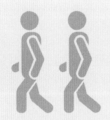

步行時間：一般一天 1~2 次，每次30 分鐘。也可根據自己的身體狀況，分段少量多次進行。

步行方法：步行時挺胸抬頭，步伐大小適中，輕度擺動手臂，保持一定的節奏，注意穿著適當。

步行速度：中速最宜，可根據自己的體能狀況調整。

騎自行車

騎自行車不僅是一種有效的有氧鍛煉，還能增強腿部力量和全身的平衡、協調能力。運動量適中，對關節的損傷較小，是適合較胖的人及心血管疾病患者的運動方式。騎自行車可分為室外、室內兩種，均可採用。

騎車時間：一般以中速騎行為宜，每天 2 次，每次 30 分鐘。微微出汗效果最好。

注意事項：室外騎車要選擇道路平順、環境好、空氣佳的場所，避免顛簸、陡坡、人多車多等路況。騎行要注意保暖、防風，不要騎太快或帶人。

游泳

游泳可使肌肉、血管都處於放鬆狀態，能有效緩解疲勞，減輕心臟負擔，增強心血管功能。游泳的熱量消耗較大，能有效促進代謝、減輕體重，非常適合體型肥胖、三高的心血管病患者，並對舒暢心胸有益。

游泳時間：每週 2~3 次。一次入水不宜超過 30 分鐘，最好經常上岸休息。

注意事項：以中慢速度為宜，不要憋氣快游。不要給自己設定目標，游游停停、輕鬆愉快即可。特別要注意的是水溫不可過低，切忌冬泳。

跳舞

有節奏地跳舞，可使身心愉悅歡暢、消除煩惱，適度的肢體動作也是一種全身綜合性的鍛煉。跳舞既是文娛活動，又是體育運動，有益身心健康，適合心血管病患者進行。

注意事項：應選擇動作舒展柔和、節奏不太激烈的舞蹈，不要有太多旋轉、跳躍動作。不必追求動作有多標準、姿態有多優美、難度有多高，自我感覺良好即達到目的。如果是跳廣場舞，不要噪音太大、時間太長，還要避免過於興奮、激動。

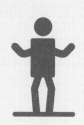

廣播體操

廣播體操是大眾健身的最佳方式，它是一種徒手操，不用器械，只要有適當的場地就可以開展，通常跟隨廣播進行鍛煉，也可以用口令指揮節奏。不論做哪一套動作的體操，只要堅持做，都是一種適度、有效的鍛煉。體操最適合在工作一段時間後休息及天氣不佳、無法外出時進行。

注意事項：動作要輕柔舒緩，不宜太劇烈。

太極拳

太極拳是中國傳統的健身法。它巧妙地融合了氣功與拳術的長處，動靜結合，剛柔相濟，動作舒緩柔和、協調沉穩，還能讓人寧心靜氣，安養精神。一套拳打下來，微微出汗，運動量適中，尤其適合中老年及心血管病患者鍛煉。

注意事項：可根據自己的體力和病情，控制動作幅度和時間長短。一般建議上、下午各做一次。

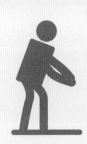

太極柔力球

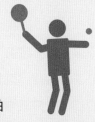

太極柔力球是一項新興運動，深受中老年人喜愛。它的球拍類似網球或羽毛球拍，網面換成了橡膠軟面，球裏裝的是細沙，有一定重量。通過用弧形動作引化的方法將球拋來拋去，適合各年齡層人群。它可以單人獨練、二人對拋、幾個人互傳或隔網競技，既能健身，又可娛樂。

注意事項：運動不宜超過 1 小時，並記住以鍛煉身體、修身養性為目的，不要有比賽心態。

瑜伽

瑜伽是一種起源於印度的健身方式。它通過靜心、冥想、調息、體位變化等方法來達到身體、心靈與精神的和諧統一，修身養性、提高心靈境界。瑜伽特別適合嚴重失眠、煩躁不安、工作偏於緊張、勞乏的冠心病患者。

注意事項：一定要選擇安靜的場所，避開風口，注意保暖。體位變化如發生頭暈目眩等不適，應馬上停止，切勿強求。

小區健身器械

　　在不少居民社區和公園裏，都安裝了大眾健身器械，年齡較大、心功能較差、難以承受大幅度運動的心血管病患者不妨好好利用這些設備，一邊曬太陽、一邊進行一定量的鍛煉，還能和周圍的鄰居聊聊天，疏解不良情緒。

注意事項：太空漫步機、健騎機、太極轉盤、拉伸器、扭腰機等器材較適合，而對於兼有高血壓者，不宜使用壓腰器、仰臥起坐器、單杠、雙杠、鞦韆等器材，以免發生危險。

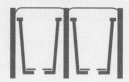

踢毽子

　　踢毽子是中國傳統的健身活動，是一項良好的全身性運動。它不需要專門的場地和設備，運動量可大可小，老少皆宜，可增強關節、韌帶、骨骼、肌肉的功能，提高靈敏性和平衡性，有效預防血液回流障礙。

注意事項：要選擇輕薄、平底、柔軟的鞋，避免摔倒或崴腳。在踢的時候，不要大力，也不要強迫自己去做一些不能做到的動作。體重較重者不宜踢毽子。

健身球

　　健身球又稱「掌旋球」，可以充分鍛煉手指、手掌和手腕的力量，促進肢體末端的血液循環，隨時隨地都可進行。尤其對身體活動受限者及冠心病、高血壓、中風等人群，是個鍛煉的好方法。

鍛煉方法：單手上放 2 個球，正轉、反轉交替進行，左右手交換練習。一般從雙球開始，逐步過渡到 3~4 個球。

注意事項：材質要根據自己手掌的力量來確定，力量小的人不要用太沉材質的球。

門球

門球是在平地或草坪上，用木槌擊打球穿過鐵門的一種室外球類遊戲，又稱槌球。它佔地少，花費省，很安全，且技術簡單，比賽時間短，運動量也不大，能鍛煉心、腦、手、眼，非常適合中老年人。

注意事項：要以遊戲的心態參加，切勿太過看重輸贏，反而加重緊張焦慮。

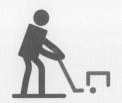

乒乓球

乒乓球是「國球」，大家都很熟悉。它是一種桌上運動，強調技巧和眼、腦、手的靈敏、協調。運動強度適中，且對全身血液循環有良好的改善效果，是適合冠心病患者比較安全的運動。

注意事項：打球時間不可太長，即使沒有感到疲勞，也要經常停下休息。兼有高血壓者撿球彎腰要慢一些。切忌看重輸贏。

垂釣

垂釣是一種戶外休閒類運動，它能讓人寧心靜氣、精神愉悅、增強耐心、去除煩躁，更能有機會享受大自然的陽光、綠樹、清溪、美景，對緩解身心疲勞、舒暢心胸特別有益。

注意事項：要注意防曬、防蟲，帶足水。起鈎時避免過度用力，釣得大魚後也不要過於興奮。

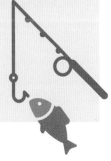

運動中
不可忽視的細節

先分清病情，再選擇安全的運動

　　運動對緩解病情和病後康復有很大的好處，但並不是所有冠心病患者都適合運動，有些冠心病患者運動不當反而會招致危險。所以，在決定採取哪種運動方式之前，最好先徵詢醫生的意見，根據自己的病情和身體狀況來選擇。

適合運動的冠心病患者

- 穩定型冠心病（包括陳舊性心肌梗塞、穩定性心絞痛）患者。
- 隱性冠心病患者。
- 冠狀動脈搭橋手術後的患者。
- 經皮冠狀動脈球囊擴張術後的患者。
- 支架術後的患者。

　　以上患者在病情穩定的情況下，可根據自己的體力狀況，每週鍛煉 3~5 次。

以下患者謹慎運動：

- 最近 6 個月內發生過心臟驟停。
- 嚴重的室性早搏。
- 曾有瘀血性心功能不全。
- 左心室輸出率 <40%。
- 左冠狀動脈主幹病變等。

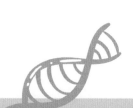
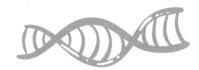

🦋 不宜運動的冠心病患者

以下患者禁止運動：

- 急性心肌梗塞。
- 不穩定性心絞痛。
- 心功能不全代償期。
- Ⅲ度房室傳導阻滯。
- 中度以上瓣膜病。
- 不能控制的心律失常。
- 安靜時心電圖有 3 毫米以上的 ST 段變化。

- 急性心內膜炎。
- 安靜時收縮壓（高壓）> 200 毫米汞柱或舒張壓（低壓）> 120 毫米汞柱。
- 立位比臥位血壓下降 20 毫米汞柱。
- 血栓性靜脈炎。
- 近期有臟器血管栓塞、急性全身性疾病、主動脈夾層動脈瘤、控制不良的糖尿病等。

🦋 哪些運動不安全

即使是適合運動的冠心病患者，也有一些運動是不安全的，最好不要進行。

- 避免劇烈運動及競技性運動，尤其要避免足球比賽、拳擊、籃球等對抗性競技運動。
- 避免大運動量、需要爆發力的運動，如短跑、長跑、馬拉松、跳高、跳遠、投擲、舉杠鈴、掰手腕等。
- 避免在健身房進行大量肌肉力量訓練，如舉啞鈴、仰臥起坐、拉伸、深蹲等，應適可而止。

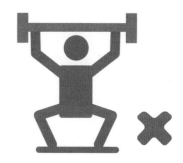

- 近期發生過心絞痛、心律失常，或發病頻率較高的患者，不宜從事登山鍛煉，攀爬陡峭山峰更應禁止。

運動方式三步走

　　每次鍛煉必須要有 3 個階段，即準備活動、訓練活動和放鬆活動。很多人沒有重視前面的準備活動和最後的放鬆活動，或活動不充分，直接進入訓練階段，這是造成鍛煉意外最常見的原因之一。 所以，運動務必「有頭有尾」。

第 1 步：準備活動
5~10 分鐘

　　即熱身運動，多採用低水平有氧運動，活動強度比較小。目的是放鬆和伸展肌肉、提高關節靈活度和心血管的適應性，預防運動誘發心臟不良事件及運動性損傷。

第 2 步：訓練活動
20~40 分鐘

　　又分持續訓練和間斷訓練，後者更適合冠心病患者。訓練活動一般以長時間、低強度的有氧運動、柔韌性運動為主。運動項目可遵醫囑及自己身體狀況選擇。

第 3 步：放鬆活動
5~10 分鐘

　　又稱為結束活動或整理活動，目的在於使高度活躍的心血管系統逐步恢復到安靜狀態，一般採用小強度放鬆性運動。放鬆活動有利於運動系統的血液緩慢回到心臟，避免心臟負荷突然增加，誘發心臟不良事件。放鬆方式可以是慢節奏有氧運動的延續或是柔韌性訓練，患者病情越重，放鬆運動的持續時間宜越長。

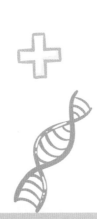

♣出現不適，應立即停止運動

　　安全的運動除了有醫務人員指導外，自我監控也非常重要。即便是沒有心絞痛等症狀的低危冠心病患者，運動時也最好帶上心率計算器，以監測心率不要升得太高。

　　運動中如果出現以下症狀時，應馬上停止運動，坐下來休息。停止運動後，上述症狀仍持續，特別是停止運動 5~6 分鐘後，心率仍增加，應準備急救措施。

- 胸痛（酸痛、憋悶、燒灼感、緊縮感或脹痛）。
- 有放射至臂部、耳部、頜部、背部的疼痛。
- 頭暈目眩。
- 過度勞累，肢體感到無力。
- 氣喘吁吁，說話不連貫。
- 出汗過多，大汗淋漓。
- 噁心嘔吐。
- 脈搏不規則。
- 如果感覺到有任何關節或肌肉不尋常疼痛，可能存在骨骼、肌肉的損傷，也應立即停止運動。

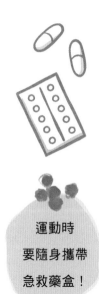

運動時
要隨身攜帶
急救藥盒！

不宜運動的情況

- 切忌在工作緊張、勞累後，突然大運動量的運動。
- 感冒或發熱後要在症狀和體徵消失 2 天以上才能恢復運動。
- 飯後 30 分鐘內不做劇烈運動。

♣掌握好運動時間

很多人喜歡清晨運動，對大多數人這是有利於身體健康的，但是冠心病患者則要避免過早運動。

臨床統計顯示，由心肌缺血和致命性心律失常引起的心臟病急發率和猝死率，以上午 6~8 時最高，尤其是睡醒後頭 3 個小時，心臟最容易「鬧事」，這個時間段又被稱為「晨峰期」。在這段時間進行體育運動，會加重心臟負荷。此外，清晨時比較寒冷，尤其是冬季，人體血管急劇收縮的話，發生意外的可能性也會增加。

冠心病患者可以在早上 10 點左右或下午進行運動，這個時間段比較安全。

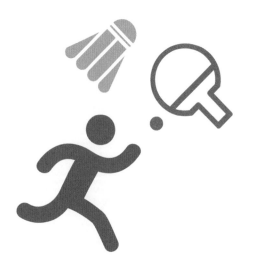

♣注意天氣變化，備好運動服裝

外出鍛煉一定要關注天氣的變化，避免惡劣的天氣外出鍛煉，以免發生不測。

不少人認為，鍛煉就要「冬練三九，夏練三伏，風雨無阻」，但冠心病患者對外界氣候變化的適應性差，此時不是要磨煉意志，而是要講求科學。

如果室外有嚴寒冰雪，外出鍛煉不僅會刺激血管收縮，也容易受風、滑倒，發生意外。

炎熱酷暑時外出鍛煉，汗出過多，不利於養心，一旦發病很容易以為是中暑，延誤救治。

霧霾天外出鍛煉，大氣中污染物的濃度過高，對呼吸系統和心血管系統都會造成嚴重危害。現在中國大城市的霧霾天相當多，有些老人戴口罩鍛煉，這是不宜提倡的，最好選擇在室內活動。

運動服裝的選擇，要求式樣寬鬆、不緊繃。如果是春夏季進行戶外運動，最好穿速乾衣及防曬衣。速乾衣可以快速排汗，保持皮膚乾爽，而純棉的運動衣如果被汗水濕透，風一吹很容易着涼感冒。防曬衣可使皮膚免受陽光灼傷，又十分透氣。

秋冬季節則要注意胸腹部的保暖，外出鍛煉應加件馬甲背心，活動發熱時脫去外套，但仍要保證護住心肺及背部，避免受寒。外套宜選擇帶帽子的輕薄羽絨服，可隨時收納起來，以應對氣溫變化。

持之以恆才有效

鍛煉要循序漸進和持之以恆，切忌操之過急或「三天打魚、兩天曬網」。練練停停、運動習慣沒有培養起來的話，很快就會因各種理由停止運動。難以戰勝自己的惰性，也很難養護好自己的健康。

理由1：工作太忙

給日常工作和生活定個時間表，把運動放在一個固定時間。再忙也要堅持鍛煉，工作沒有盡頭，而生命有盡頭，哪個更重要！

理由2：天氣不好

戶外天氣不好時要堅持室內鍛煉，如廣播體操、太極拳、瑜伽等很多運動沒有太多場地限制，也可以選擇室內健身器材。

理由3：明天再說

「明日復明日，萬事成蹉跎。」何不從今天就開始呢！

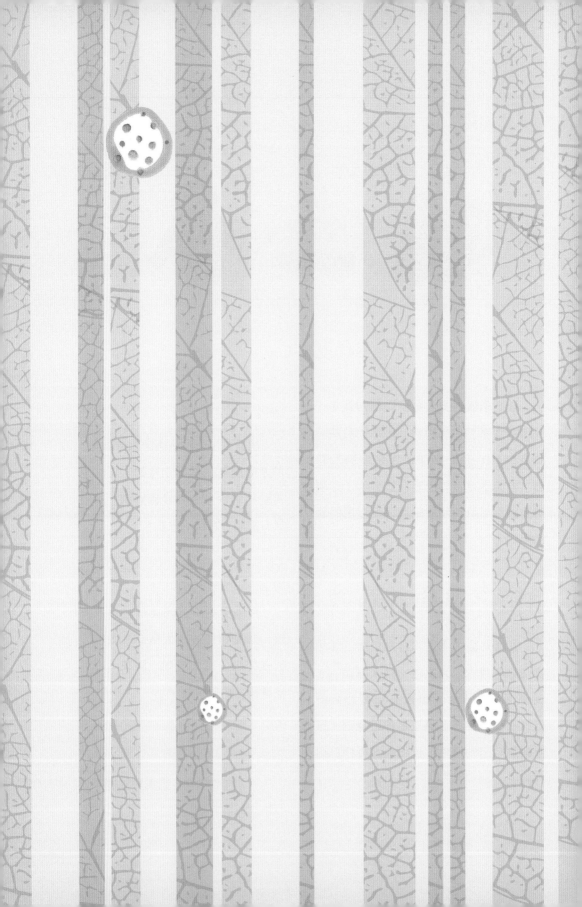

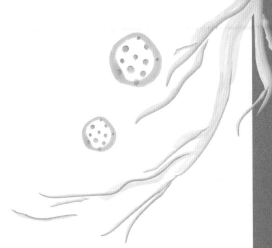

第六章

日常養生保健，中醫為您指路

中醫從經絡理論出發，
衍生出了各種經絡保健和治療疾病的方法，
穴位按摩、經絡按摩、簡易健身操、艾灸等，
對輔助治療冠心病有積極作用，
簡單、易做、方便、廉價，
冠心病患者日常不妨試一試中醫養生保健。

瞭解穴位和手法，
堅持按摩好處多

按摩的好處

按摩是以中醫經絡學為基礎的傳統保健法，適當按摩，好處多多。

緩解疼痛

按摩可使局部及周圍組織溫度明顯升高，局部體表出現充血紅潤的狀態，機體內部出現一系列生理、病理反應，從而促進血液循環加快，新陳代謝改善，痛覺緩解甚至消除，局部感覺舒適愜意。

暢通經絡

按摩作用於人體後，可使局部及全身經絡暢通，消除瘀阻，從而改善相應的臟腑功能，提高氣血運行及水液代謝能力，從而提高人體免疫力。

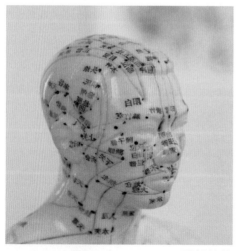

放鬆身心

按摩不僅能讓皮肉筋骨舒適放鬆，還可以調節人的精神狀態，使人精神愉快安逸，消除疲憊、乏力感，緩解緊張、煩躁等不良情緒，對改善失眠也非常有效。

頭部經絡

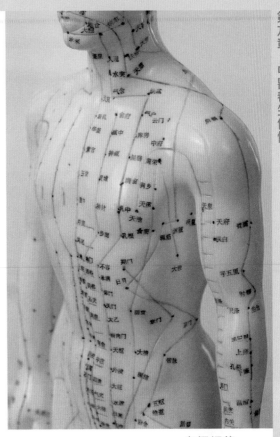

身軀經絡

按摩的注意事項

　　按摩適應面很廣，隨時隨地可以進行，冠心病患者也非常適合，但也有所禁忌。在開始按摩之前，先來瞭解一下有哪些注意事項。

- 要避免有大風、強光、噪聲的環境，儘量做到避風、避光、避免聲音刺激。
- 室內保持清潔衛生、空氣流通，遠離潮濕、悶熱、污穢或缺氧環境。
- 冬季要保持室內溫暖，以免着涼；夏季要選擇涼爽之處，防止皮膚曝曬。
- 手指甲要修剪圓滑，保持清潔，指甲不可過長，以免損傷皮膚。
- 按摩處的皮膚要保持清潔，按摩前先洗去污垢和塵土，手部也要洗淨，防止細菌污染。

- 按摩前，應先經雙手摩擦生熱，不宜用涼手。
- 皮膚有病變、破損或有囊腫時不宜按摩。痤瘡發作部位不宜按摩。
- 洗完熱水澡或泡腳以後，已經有一定的溫經活絡作用，此時再配合按摩，保健效果更好。
- 按摩時要放鬆心情，保持平靜，不可再想其他煩心事，凡事只有「形與神俱」才能見效。
- 飯前、飯後 2 小時內不宜進行按摩。

按摩的常用手法

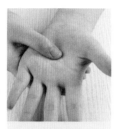

按

用手指或手掌在皮膚或穴位上有節奏地按壓。中等力度，全身皆宜。

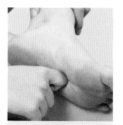

點

用單指指端或屈曲的指關節，用力按壓穴位。力度要大，全身皆宜。

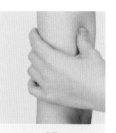

揉

用手指或手掌在皮膚或穴位上進行旋轉按揉。

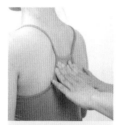

推

用手指或手掌向前、向上或向外推擠皮膚肌肉，一般為單方向直線運動。中等力度，全身皆宜。

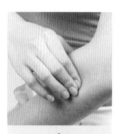

拿

用大拇指配合其他手指，拿住皮膚或肌肉，向上提起，隨後又放下。中等力度，以額部、頸項、肩部、四肢為宜。

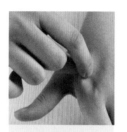

捏

用拇指和其他手指在皮膚某部位做對稱性擠壓。較用力為好，常用於頭面、腰背、胸脅、四肢部位。

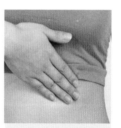

摩擦

用手指或手掌在皮膚或穴位上進行柔和的旋轉運動或直線運動。全身皆宜。

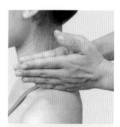

叩敲

用手指、手掌或拳有節奏地叩擊身體某部位或穴位。快速有力，力度因部位而異。

利用紅花油和風油精

在按摩時，可以先在皮膚上塗抹上一層油，一方面可以減少摩擦皮膚造成的損傷；另一方面，一些藥用油具有活血化瘀的作用，按摩有利於藥物滲透到體內，更好地發揮通經活絡、鎮痛散瘀的作用，適用於瘀血、疼痛部位及心絞痛的按摩。一般家庭都常備紅花油、風油精等小藥，冠心病患者在按摩時可以好好利用。

紅花油

紅花油對心絞痛有緩解效果。紅花油是從紅花、桂葉等藥物中提取而成，具有活血通經、祛瘀止痛等療效，可用於心腹諸痛、風濕骨痛、跌打損傷、扭傷、燒燙傷等。

冠心病人心絞痛發作時，在心前區塗上紅花油，再加以按摩，能充分增加藥力的滲透，迅速擴張血管，促進血液循環，起到緩解心絞痛的作用。

注意
紅花油不可內服，也不要接觸眼睛、口腔等黏膜處和皮膚潰破處。

風油精

風油精由薄荷腦、樟腦等成分構成，可清涼、止痛、祛風、止癢。一般用於蚊蟲叮咬及傷風感冒引起的頭痛，頭暈，暈車不適等。

在冠心病心絞痛發作並引起腹痛時，可將數滴風油精滴入肚臍（神闕穴）內，再用搓熱的雙手捂住肚臍，輕輕按揉，可起到良好的祛寒止痛效果。此法對因受寒、過食冷飲等誘發的寒性腹痛及心絞痛有一定的緩解作用。

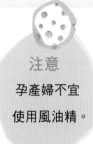

注意
孕產婦不宜使用風油精。

冠心病的有效按摩穴位

　　人體有一些能夠調治冠心病、緩解心絞痛的穴位。平時對這些穴位進行按摩，對改善病情有利。在心絞痛發作時，除了服急救藥，再配合一定的穴位按摩，可以暫時緩解疼痛。

膻中穴

【位置】屬任脈。在體前正中線，兩乳頭連線中點處。

【功效】主治胸部疼痛、心悸、胸痺心痛、呼吸困難、咳嗽、呃逆、咳喘等。

【按摩法】用拇指按揉此穴，也可用掌根或指腹推擦。配內關、三陰交、巨闕等穴，可用於冠心病急性心肌梗塞的治療。

膻中穴

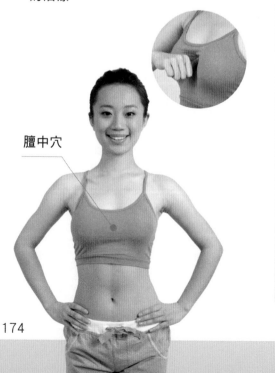

簡易取穴法

　　取穴時所說的「寸」是多少呢？你可以用自己的手指為標準進行取穴。注意：一定要用本人的手指來測量才準確。

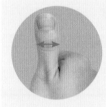

1 寸：

大拇指橫寬為1寸。

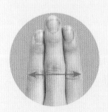

2 寸：

食指、中指、無名指併攏，三指橫寬為 2 寸。

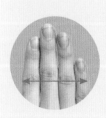

3 寸：

除大拇指外的四指併攏，四指橫寬為 3 寸。

內關穴

【位置】屬心包經。位於腕臂內側，掌長肌腱與橈側腕屈肌腱之間，腕橫紋上2寸處。

【功效】寧心安神、理氣止痛，現代常用於治療心絞痛、心肌炎、心律不齊等，尤其是心痛、心悸、胸悶、胸痛等心胸病症以及上肢痹痛、偏癱、手指麻木等局部病證，也用於失眠等神志病證。

【按摩法】當心絞痛、心律失常發作時，可用力不停地按揉此穴，每次按3分鐘，間歇1分鐘，能迅速止痛或調整心律。

靈道穴

【位置】屬心經。位於人體的前臂掌側，當尺側腕屈肌腱的橈側緣，腕橫紋上1.5寸。

【功效】生發心氣，防治心絞痛、癔症、肘臂痙攣疼痛。配心俞穴治心痛。

【按摩法】當心絞痛、心律失常發作時，可用力不停地點按此穴，每次點按3分鐘，間歇1分鐘，能迅速止痛或調整心律。多數冠心病患者左側靈道穴有明顯壓痛感，平時多加按揉，可預防和減少心絞痛發作。

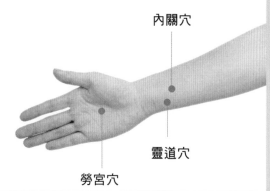

內關穴

勞宮穴

靈道穴

勞宮穴

【位置】屬心包經。位於手掌心，在第2、第3掌骨之間偏於第3掌骨，握拳屈指時中指尖所在處。

【功效】清心熱，瀉肝火。用於心痛、心悸、口舌生瘡、風火牙痛、腦卒中（中風）、昏迷、癲癇等。

【按摩法】當突發心律不齊時，用拇指、食指同時從手掌正、反兩面按住勞宮穴，重力向下壓，左右手交替進行，點按60~80次，心律會很快恢復正常。也可將一把牙籤捆起來，扎刺勞宮穴。

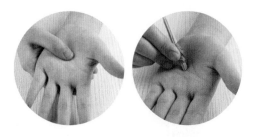

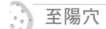
心俞穴

【位置】屬膀胱經。位於背部,當第5胸椎棘突下,旁開 1.5 寸。

【功效】可散發心經之熱,寧心安神。可治心痛、驚悸、失眠、健忘、癲癇等心與神志病變,常用於治療冠心病、心絞痛、風濕性心臟病等。

【按摩法】當心絞痛、心律失常發作時,可用力不停地點按此穴,每次點按 3 分鐘,間歇 1 分鐘,能迅速止痛或調整心律。配巨闕穴主治心痛。

至陽穴

【位置】屬督脈。位於後正中線,當第7胸椎棘突下凹陷處。

【功效】至陽穴是人體陽氣至盛之處,可補益陽氣,用於心絞痛、躁煩、腰背疼痛、胸脅脹痛、脊強、頭痛、失眠等。

【按摩法】當心絞痛發生時,立即用拇指點按揉壓至陽穴,持續 3 分鐘以上,可緩解疼痛。平時經常按揉此穴,可預防心絞痛再次發作。

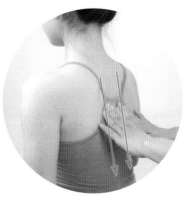

心俞穴
至陽穴

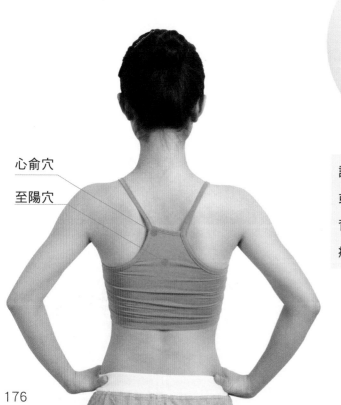

讓他人幫助按揉背部穴位,或延脊柱及兩側平行線推擦背部,均可起到防治冠心病、緩解症狀的作用。

按摩心經、心包經

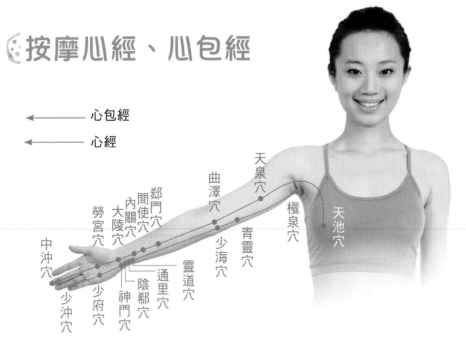

← 心包經
← 心經

天泉穴
曲澤穴
郄門穴
間使穴
內關穴
大陵穴
勞宮穴
中沖穴
少沖穴
少府穴
神門穴
陰郄穴
通里穴
靈道穴
少海穴
青靈穴
極泉穴
天池穴

中醫經絡學認為，人體有十二大經脈，其中，與心關係最為密切的是心經和心包經。冠心病患者在這兩條經絡上常會有一些瘀滯不通、疼痛酸脹的結點，經常按摩、拍揉這兩條經絡，對於痛點重點按揉，可起到疏通經絡、減輕病痛的作用，對防治心血管系統疾病、改善冠心病症狀很有益處。

心經（手少陰心經）

【經絡走向】從腋窩下的極泉穴，沿手臂內側走向手指，止於小指的少沖穴。左右各 9 穴。

【主治功效】主治胸、心、循環系統病症、神經精神系統病症以及經脈循行所過部位的病症。如冠心病、心絞痛、心動過緩或過速、心肌缺血、心悸、失眠及上肢內側後緣疼痛等。

【按摩法】順着經絡走向按揉、拍打。

心包經（手厥陰心包經）

【經絡走向】從胸部乳頭外側的天池穴，沿手臂內側走向手指，止於中指末端的中沖穴。左右各 9 穴。

【主治功效】主治心血管疾病、胃病、胸部疾病、神經系統疾病。如胸脅脹悶、心痛、心煩、咳嗽、氣喘、腋下腫痛、肘臂屈伸困難等。

【按摩法】順着經絡走向按揉、拍打。

宣暢心胸的胸腹按摩法

胸腹按摩的重點在心前區，也是冠心病發病疼痛的區域。對這一部位的按摩效果非常直接、明顯，冠心病患者無論是否發病，堅持每天按摩，對調整改善心胸的氣血循環狀態都是有好處的。

【按摩法】

① 身體站立或平臥，先用右手掌跟在心臟右側體表區輕揉 100 次，左手掌心在心臟左側和下側體表區各輕揉 100 次。

② 再用右手掌從右乳根部向上推到左側肩井穴 30 次，左手掌從左乳根部向上推到右側肩井穴 30 次。

③ 用右手掌從右乳根部向下推到左腹下方 30 次，再用左手掌從左乳根部向下推到右腹下方 30 次。

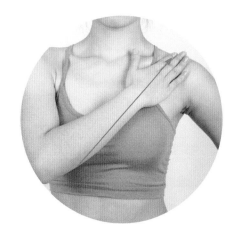

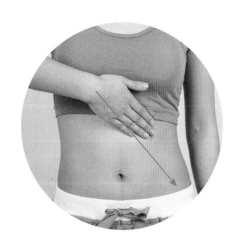

【功效】寬胸順氣，化瘀止痛。可緩解胸悶不暢、胸脅脹滿、心腹疼痛、心絞痛等。心胸疼痛時按摩可減輕疼痛，平時按摩可舒暢心胸，活化氣血，減少心絞痛的發生。

養心益腎的足底按摩法

足部為人之根，被稱為人體的「第二心臟」。但足部離心臟最遠，又處於人體的最低位置，容易有血液循環差的問題，進而影響全身的血液循環。每天晚上用熱水泡腳後，自我按摩一會兒足底，是冠心病患者的保健良方。

推搓湧泉穴俗稱「搓腳心」，是中國流傳已久的養生保健法。推搓湧泉穴能防治很多疾病，尤其能防衰抗老、強健腰腿。

冠心病在一定程度上是一種老化性疾病，是由血管的「老化」造成的，而搓腳心起到補益腎氣的作用，腎氣是人體的元氣，元氣充盈則一切老化現象都會有所減慢，心血管的老化自然也會相應減輕。

足底心區為心臟在足底的反射區域，適當按摩可起到強心作用。

注意

只有左腳足底有心區，右腳底沒有。

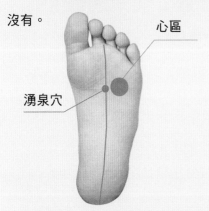

湧泉穴位於足前部凹陷處第2、第3趾趾縫紋頭端與足跟連線的前 1/3 處。

此穴是腎經的首穴，有補腎寧心的作用，為日常保健的重要穴位。

【按摩法】

① 用掌心快速搓腳心湧泉穴區域，直到發熱發燙。掌心的勞宮穴是心包經穴位，以掌心搓腳心，可以使心腎相交，改善失眠、心悸等狀況。圖①

② 用拇指或按摩棒按揉足底心區。

③ 用右手握住左腳腳趾，左右上下搖晃50 次，以刺激腳趾根部的穴位。圖②

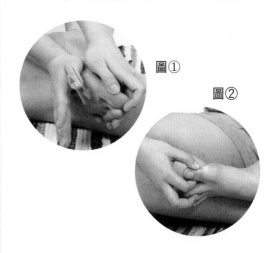

圖①

圖②

簡易健身操，讓血管更通暢

甩臂捶胸操

甩臂可以將氣血灌注於手臂、手掌、手指，達到暢通全手經絡氣脈的作用。由於心經、心包經貫穿整個手臂；所以，甩手臂對心血管系統的健康有特殊作用。

捶胸有助於打通胸部經絡，使鬱結在胸中的鬱氣散發出去，對冠心病患者十分有益。

甩臂捶胸操還有助於增強雙腿及腰背部力量，全身肌肉、組織都參與了活動，經常練習，使人心胸舒暢、神清氣爽、肌肉結實、腰腿有力、心肺功能均能加強。

注意

做甩臂捶胸操時要根據自己的身體情況，控制好力度。

重力甩的好處是運動的效果大，但隔天肩膀會酸痛，過幾天才會習慣，體力不佳者不宜。

輕甩的好處是做起來輕鬆，但必須甩的時間長一點，才會有效果。

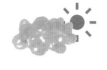

【步驟】

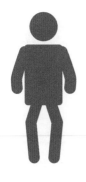

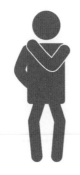

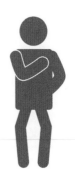

① 雙腳分開，略寬於肩，上身稍微前傾，雙腿微屈。

② 雙手握空拳，左右手甩臂，輪番向上捶打左右肩膀的肩井穴，向下、向後捶打後背，各50次。

③ 然後左右手甩臂，輪番向上捶打胸部（乳根上方），向下、向後捶打腰部，各50次。

顫抖功

顫抖功能增強人體肌肉活動力及各關節的功能，並通過這樣的全身整體活動，起到疏通經絡、排出體內寒濕之氣的作用，有利於促進氣血循環，增強體質。

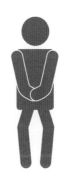

【步驟】

① 雙腳分開站立，與肩同寬，雙腿微屈，兩手抱腹，或下垂握空拳，全身放鬆，兩眼微閉。

② 上身隨膝關節一伸一屈有節奏地顫抖200次或持續15分鐘左右，至全身微微出汗即可。

如果沒有出現手心發熱或發麻，牙齒沒有自然磕碰，說明沒有完全放鬆。

下蹲操

　　下蹲操不僅能強壯腰腿部的肌肉，使關節、筋腱都得到鍛煉，還對心臟有益。

　　下蹲時，雙腿肌肉運動會加快腿部靜脈血液回流，站起來時，雙腿肌肉放鬆，動脈血又快速流入原來被擠壓的下肢血管裏。這樣一蹲一起、肌肉一緊一鬆，就像給血管做體操，使之更柔韌、有彈性，有利於氣血流暢，減輕心臟的負擔，減少冠心病和腦卒中（中風）的發病率。下蹲運動還可緩解動脈硬化、降低血脂、消耗脂肪、促進代謝，因此，它也是一項很好的減肥方式，特別有利於腰部、臀部和腹部減肥。

　　都說「人老先老腿」，下肢血脈通暢，筋脈得到濡養，全身都會保持年輕狀態，走路更穩、更快、更輕鬆。

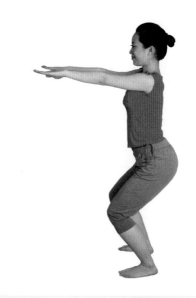

【步驟】

① 兩腿分開站穩，略比肩寬，挺胸收腹，雙眼平視，自然站立。

② 雙臂前伸，鬆腰、屈膝，慢慢下蹲，上身儘量保持平直，停留 10 秒鐘左右。

③ 兩手收回，叉腰緩慢起身。若體力較弱，可將雙手按於膝蓋上，借助手臂力量緩慢起身。

注意

　　動作頻率、做多少次因人而異，量力而行即可，以感覺自然、不吃力為度。

　　下蹲要循序漸進，不要動作過猛、急於求成，以免出現頭暈眼花、站立不穩等身體不適。

　　年齡大的人下蹲時，最好不要深蹲，膝關節彎曲的角度不要小於 60 度，否則起身時容易頭暈眼花。

　　患有高血壓、嚴重心臟病、糖尿病及關節有問題者，不宜做下蹲動作，更不宜深蹲。

轉舌操

中醫認為舌為心之苗,心開竅於舌;所以,舌和心有着密切的關係。又因為心藏神,腦也屬心藏神的範圍;所以心腦系統的疾病都常常表現為舌頭的麻木、僵直等異常狀態。

因此,有冠心病、腦供血不良、腦梗塞、腦癡呆的患者,除正規治療外,也可以讓舌頭做做操,以防舌麻和舌體不靈活。通過做舌操,也可促進心腦的血液循環,使病情得到緩解。

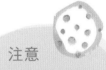

注意

冠心病患者易生舌病,如反復發作的口腔潰瘍、扁平苔癬等,嚴重影響進食,進而加重冠心病患者氣血虛弱的狀況,因此,發生舌病一定要及時治療。

【步驟】

① 或坐或臥,閉目調息,全身放鬆。

② 把舌頭伸出又縮回,反復做 30 次。圖①

③ 然後把舌體向左右口角來回擺動 30 次。圖②~③

④ 把舌頭儘量向下伸長,再向上伸長。圖④

⑤ 再把舌尖頂在口腔頂部,並向上頂,再伸平 30 次。圖⑤

⑥ 再讓舌頭在口腔內做幾次順時針、逆時針攪拌。如把舌頭攪拌產生的津液徐徐咽下,效果更好。

⑦ 練習快速說話,如快速從 1 數到 100,可以增強舌頭的靈活性。

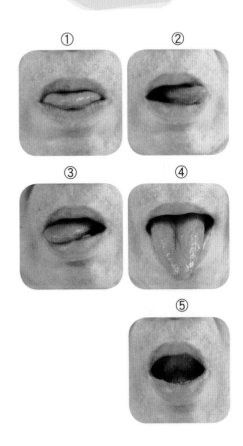

拍手操

拍手是最簡單的保健法。手上有數百個穴位，尤其是心經和心包經的經絡末端都集中在手部。拍手時可振盪氣脈，促進全身的經絡循環，且能將人體內的陰寒濁氣從手指尖排出。經常做拍手操，能改善冠心病、心悸、心律不齊等病症，還適合手腳冰涼、健忘眼花、精神抑鬱者。

【步驟】

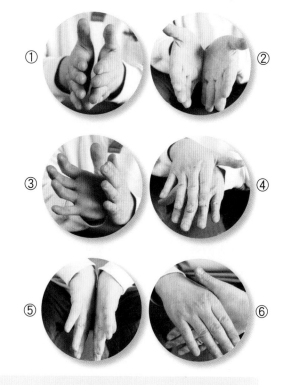

① 將雙手十指張開，手掌對手掌，用力反復拍擊，用較大力量來拍手，使之發出較響的聲音。

② 以右手掌的左側拍左手掌的右側，以右手掌的右側拍左手掌的左側。

③ 以左手掌的上部拍右手掌的下部，以左手掌的下部拍右手掌的上部。

④ 一手的手掌拍另一手的手背。

⑤ 雙手手背互拍。

⑥ 左右手虎口互拍。

注意

必須用力拍才有效，有些痛感效果才好。可坐着拍、站着拍、邊走邊拍、原地踏步拍等。

拍手操聲音較大，室外的話最好選擇空曠人少處做，否則易引起他人不滿。

老年人體弱而腿腳乏力，進行「拍手療法」時，最好一面走一面拍，或一面拍一面踏步，若只是坐着拍手，而兩腳不動，氣血灌注兩手過多，雙腳將更加無力。

手指操

　　手指操隨時隨地可做，如看電視、徒手步行、等車、乘車時都可做，是真正不受任何限制、不限體力的活動。長期堅持做手指操，不但對防治冠心病有益，對增強大腦的功能、預防中風等腦血管病也會收到良效。

【步驟】

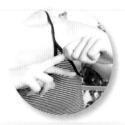

① 用拇指和食指向外抻拉另一手的十指，一根一根地拉，每根10次，力度適中。

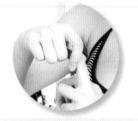

② 分別揉捏十個手指及指關節各個側面，力度以感覺微痛為宜。兩手交替進行。

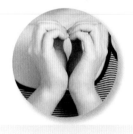

③ 雙手相對，五指稍彎曲，相對敲打手指尖，進行20次。

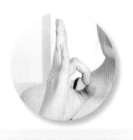

④ 食指、中指、無名指和小指分別與大拇指捏攏成圓圈，其餘手指儘量伸直。保持3秒鐘，連續做10次。再換手做。

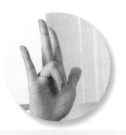

⑤ 每個手指分別盡可能伸向掌心處，其餘手指儘量伸直。保持3秒鐘，連續做日10次。再換手做。

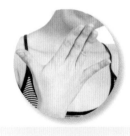

⑥ 雙手手指伸直，食指、中指、無名指使勁併攏，拇指和小指則儘量向外分離，保持3秒鐘後併攏，重複5次。再換手做。

灸療冠心病，
簡單有效的自然療法

驅寒、活血、通絡，艾灸最拿手

艾灸是溫灸法的一種，它是用易燃的艾絨在體表經穴或患病部位直接或間接地施以適當溫熱刺激，通過經絡的傳導，起到溫通氣血、扶正祛邪的作用。

艾灸的原料是艾。艾是一種菊科多年生草本藥用植物，其莖、葉都含有揮發性芳香油。中醫以艾葉入藥，常用於溫經止血、祛除寒濕。現代醫學研究也證實，艾葉有抗病毒、抗過敏、抗凝血、增強免疫、護肝利膽、鎮靜、降壓等廣泛的藥理作用。艾長於山陽，是一種純陽植物，再加上艾灸火力的物理作用，是補充人體陽氣的最佳天然材料。

艾葉

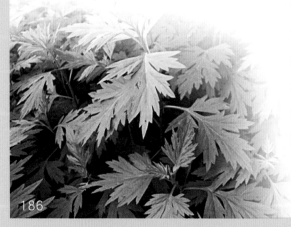

❀ 艾灸善補陽氣

艾灸最大的優勢是通經活絡、散寒祛濕。寒濕等病邪侵犯人體後，往往會閉阻經絡，導致疾病的發生。艾灸借助其溫熱肌膚的作用，溫暖肌膚經脈，活血通絡，以治療寒凝血滯、經絡痺阻所引起的各種病症。

氣血的運行遵循「遇寒則凝，得溫則行」的規律。故一切氣血凝滯的疾病均可用溫灸來治療。

此外，艾灸同其他經絡保健法一樣，還具有消腫散結、提高人體免疫力、改善亞健康狀態的作用。刮痧、拔罐偏重「瀉」，而艾灸偏重「補」。純陽的艾草，加上火的熱力，滲入陽氣，驅出陰邪；所以，艾灸療法對陽氣不足及濕寒之證特別有效。

❀ 艾灸適合的冠心病類型

艾灸用於治療冠心病有很好的療效。這是由於熱療加艾草的藥力作用，可以活血化瘀，舒筋通絡，使黏滯在血管壁上的雜質通過艾灸而逐漸減輕，從而能起到軟化血管、暢通血脈的效果。

但艾灸並非適合所有的冠心病患者，因其補陽氣的作用明顯；所以主要適用於氣陰兩虛、心陽虛脫、寒滯心脈、心脈瘀阻等冠心病證型，而痰熱擾心的證型並不適合，盲目艾灸，反而火上澆油，起了反作用。所以，在艾灸前，先要判斷好自己是否適合。

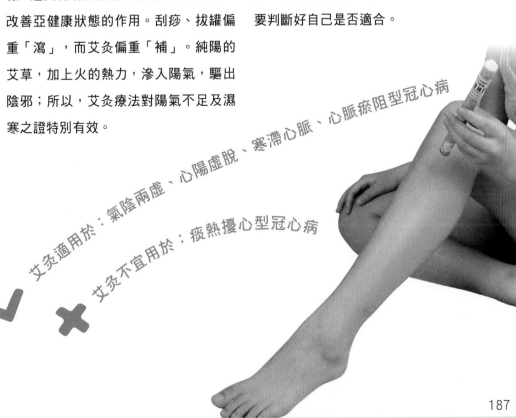

艾灸適用於：氣陰兩虛、心陽虛脫、寒滯心脈、心脈瘀阻型冠心病

艾灸不宜用於：痰熱擾心型冠心病

艾灸的常用手法

艾灸的方法主要有艾炷灸、艾條灸等。傳統主要應用的是艾炷瘢痕灸，即將艾絨堆捏成艾炷，直接放在穴位上燃燒，這樣很容易出現疼痛、灸瘡和疤痕。現在多用艾條直接懸灸或用溫灸盒間接施灸，比較容易被現代人所接受。

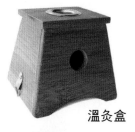

溫灸盒

溫灸盒一般是竹製的，按其孔數可分為單孔 、雙孔、三孔、六孔等，可以插入一支或多支艾條，有捆綁繩可以固定在身上，需要長期艾灸治療者可以選擇使用。

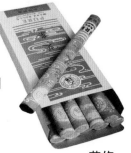

艾條

家庭常用的艾條懸灸法

這裏我們重點介紹艾條懸灸法，這是最簡單方便、不需要其他任何設備器材、也最適合家庭使用的艾灸法。一般家庭艾灸不必時間太長，也不必取穴太多，還是要以快捷簡易為原則。

艾條是用艾絨製成的，呈圓柱狀。懸灸就是將點燃的艾條懸於施灸部位上的一種灸法。一般艾火距皮膚約3釐米，灸10~20分鐘即可，最多不超過30分鐘，可使皮膚有溫熱感而不至於燒傷皮膚，以局部皮膚出現紅暈為度。

懸灸操作時，又分為溫和灸、迴旋灸、雀啄灸3種方法。其中，溫和灸和迴旋灸多用於保健和治療慢性病，雀啄灸多用於較急的病症。

艾條的價格相對便宜，一支只要幾元錢，在普通的藥店都可買到。所以說，艾灸是相對實惠的保健法。

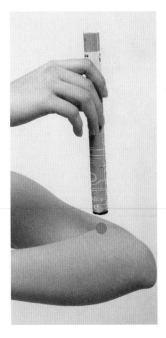
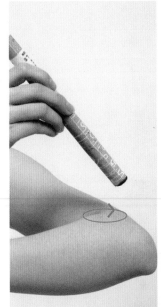
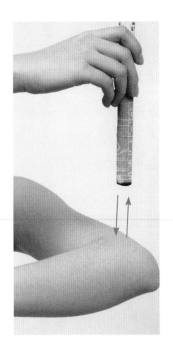

溫和灸

① 手持艾卷中段，如執筆狀，將下方的一端點燃，然後吹滅明火。

② 將此端對準穴位，懸置於其上方，與皮膚相距 1.5~3 釐米處熏灼，可根據熱感調整距離，保持 10~15 分鐘，直至局部皮膚發紅為止。

迴旋灸

① 手持艾卷中段，如執筆狀，將下方的一端點燃，然後吹滅明火。

② 艾條點燃的一端與施術部位的皮膚雖然保持一定的距離，但不固定，而是向左右方向來回移動或反復旋轉地進行。一般灸 10~20 分鐘，直至局部皮膚發紅為止。

雀啄灸

① 手持艾卷中段，如執筆狀，將下方的一端點燃，然後吹滅明火。

② 艾條點燃的一端與施術部位的皮膚並不固定在一定距離，而是像鳥雀啄食一樣，一上一下地施灸。一般灸 10~15 分鐘，直至局部皮膚發紅為止。

隔物灸

隔物灸是在皮膚和艾炷之間隔上某種物品而施灸的一種方法，又稱「間隔灸」。作為間隔的物品通常有薑、鹽、蒜、藥物等。

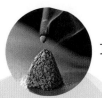

艾炷

艾條、艾炷、艾絨本質上沒有什麼區別。艾絨是原料，將艾絨捏成錐體便製成艾炷，用棉紙卷好以後就成了艾條。

隔薑灸

將薑切成硬幣厚薄的片，放在準備艾灸處，薑片上放上艾絨捏成的艾炷，點燃艾炷，通過熱度的傳遞，將生薑汁中的成分滲入皮膚。常用於因寒而致的嘔吐、腹痛以及風寒痹痛，有溫胃止嘔、散寒止痛的作用。

隔鹽灸

將乾燥的食鹽（以青鹽為佳）填敷於臍部施灸，或在鹽上再置一薄薑片，上置艾炷施灸，直至鹽全部融化。隔鹽灸多用於治療受寒引發的病症，以及吐瀉並作、中風脫症等。

身體哪些部位適合經常艾灸

頭面部穴位有些可以用艾條溫和灸，有些是禁灸的。如果自己掌握不好，容易燙傷，留下疤痕，所以不建議自己在家中隨意艾灸頭面部穴位，還是請專業醫生來進行。

比較適合艾灸的部位有肩背部、胸腹部、腰部、四肢、手足等。

經常用於艾灸的穴位有：肩井、曲池、合谷、中脘、神闕、氣海、關元、心俞、至陽、腰陽關、命門、足三里、三陰交、湧泉等保健穴。

對於經常手腳冰涼、身體有冷痛處的人來說，在冷痛處艾灸有很好的溫陽止痛作用。

艾灸的注意事項

- 艾灸後，不要馬上用冷水洗手或洗澡。要避免着涼，秋冬季等穿戴整齊、頭上和身上的汗退去後，再出門。
- 艾灸後，要喝較平常多量的溫開水（不要喝冷水或冰水），以幫助排毒。
- 飯後 1 小時內不宜艾灸。
- 孕婦一般禁止艾灸。
- 糖尿病、結核病、出血性腦血管疾病、吐血、咯血、腫瘤晚期患者均禁灸。
- 脈搏每分鐘超過 90 次以上，或情緒不穩定時禁灸。
- 過饑、過飽、酒醉、極度疲勞時禁灸。
- 身體有紅腫發炎的部位或皮膚潰瘍處禁灸。
- 有動脈及其他大血管的部位不宜艾灸。

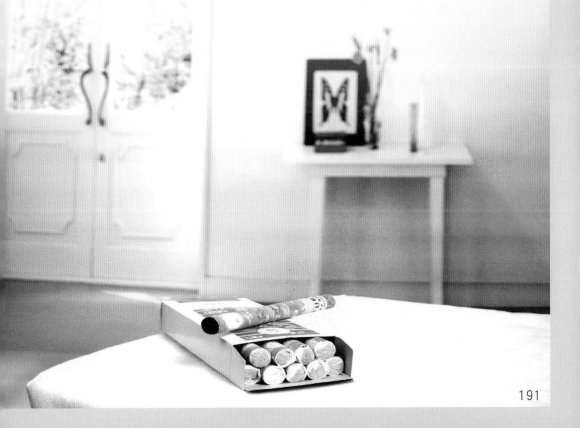

冠心病常用艾灸穴位

對於冠心病患者，一般採用溫和灸的方法，每次取 2~3 個穴位，可溫通經絡、寬胸止痛，能夠有效減少及緩解冠心病心絞痛的發作。

灸心俞穴

【位置】位於背部，當第 5 胸椎棘突下，後正中線旁開 1.5 寸。

【功效】理氣寧心。

【施灸法】採用溫和灸的方法。冠心病患者俯臥在床上，施灸者手執點燃的艾條，對準穴位，距皮膚 1.5~3 釐米，以患者感到穴位處溫熱、舒適為度。

【施灸時間】每次灸 10~15 分鐘，每天灸 1 次。

灸內關穴

【位置】位於腕臂內側，腕橫紋上 2 寸，掌長肌腱與橈側腕屈肌腱之間。

【功效】寧心安神、理氣止痛。

【施灸法】採用溫和灸的方法。冠心病患者可自己操作。取坐姿，手執點燃的艾條，對準手臂內側的內關穴，距皮膚 1.5~3 釐米施灸，以感到穴位處溫熱、舒適為度。

【施灸時間】每次灸 10~15 分鐘，每天灸 2~3 次。

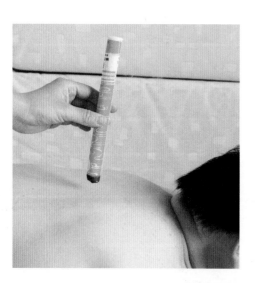 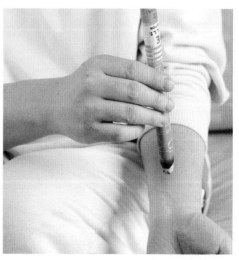

灸膻中穴

【位置】位於體前正中線，兩乳頭連線中點。

【功效】寬胸理氣，活血通絡，舒暢心胸。

【施灸法】採用迴旋灸的方法。冠心病患者仰臥在床上，施灸者手執點燃的艾條，對準穴位，距皮膚 1.5~3 釐米，左右方向來回移動或反復旋轉地施灸，以患者感到穴位處溫熱、舒適為度。

【施灸時間】每次灸 3~7 分鐘，至皮膚產生紅暈為止。每天灸 1 次。

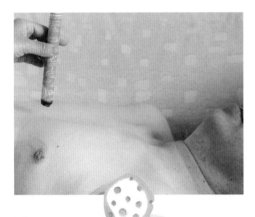

灸厥陰俞穴

【位置】位於背部，第 4 胸椎棘突下，後正中線旁開 1.5 寸。

【功效】理氣止痛。

【施灸法】採用溫和灸的方法。冠心病患者俯臥在床上，施灸者手執點燃的艾條，對準穴位，距皮膚 1.5~3 釐米，以患者感到穴位處溫熱、舒適為度。

【施灸時間】每次灸 10~15 分鐘，每天灸 1 次。

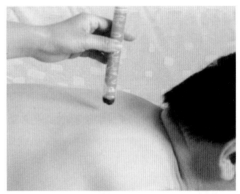

注意

除了膻中、神闕（肚臍）這樣位於人體正中線上的穴位外，其他穴位均為對稱的左右兩個，記得要左右兩側都施灸。

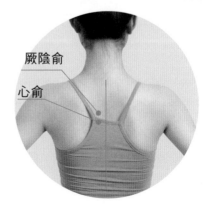

厥陰俞

心俞

辯證添加艾灸穴位

　　如果冠心病還有一些明顯的不適症狀，可以辨證添加艾灸穴位，這樣針對性更強，緩解不適的效果也更顯著。

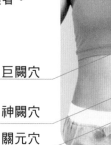

症狀　體寒，怕冷。

加灸神闕穴

巨闕穴
神闕穴
關元穴

【位置】位於人體前部，肚臍的正中。

【功效】溫經祛寒，調理氣血。

【施灸法】採用迴旋灸的方法。患者仰臥在床上，施灸者手執點燃的艾條，對準穴位，距皮膚 1.5~3 釐米，左右方向來回移動或反復旋轉地施灸，以患者感到穴位處溫熱、舒適為度。

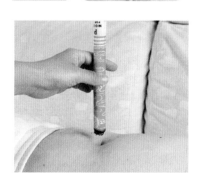

【施灸時間】每次灸 15 分鐘，每天灸 1 次。

症狀　口唇青紫，手指尖青紫。

加灸巨闕穴

【位置】位於人體上腹部前正中線，肚臍上 6 寸處（可找到左右肋弓連線的交點，向下 2 橫指寬處取穴）。

【功效】通經活絡。

【施灸法】採用溫和灸的方法。患者仰臥在床上，施灸者手執點燃的艾條，對準穴位，距皮膚 1.5~3 釐米，以患者感到穴位處溫熱、舒適為度。

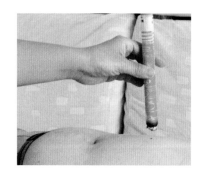

【施灸時間】每次灸 10~15 分鐘，每天灸 2~3次。

症狀 體虛，氣喘，渾身無力，四肢酸軟。

加灸關元穴

【位置】位於人體前正中線，肚臍正下方 3 寸（四橫指寬）。

【功效】養腎固本，補氣回陽。

【施灸法】採用迴旋灸的方法。患者仰臥在床上，施灸者手執點燃的艾條，對準穴位，距皮膚 1.5~3 釐米，左右方向來回移動或反覆旋轉地施灸，以患者感到穴位處溫熱、舒適為度。

【施灸時間】每次灸 15~20 分鐘，每天灸 1 次。

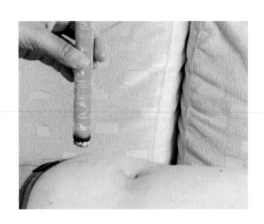

加灸足三里穴

【位置】位於外膝眼下 3 寸（四橫指寬）處，脛骨前脊外一橫指（中指）。

【功效】健脾益胃，補養氣血。

【施灸法】採用迴旋灸的方法。患者可自己操作。取坐姿，手執點燃的艾條對準穴位，距皮膚 1.5~3 釐米施灸，左右方向來回移動或反覆旋轉地施灸，以患者感到穴位處溫熱、舒適為度。

【施灸時間】每次灸 15~20 分鐘，每天灸 1 次。

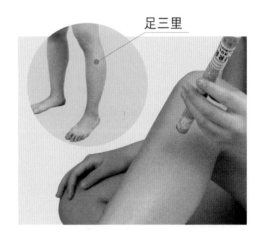

足三里

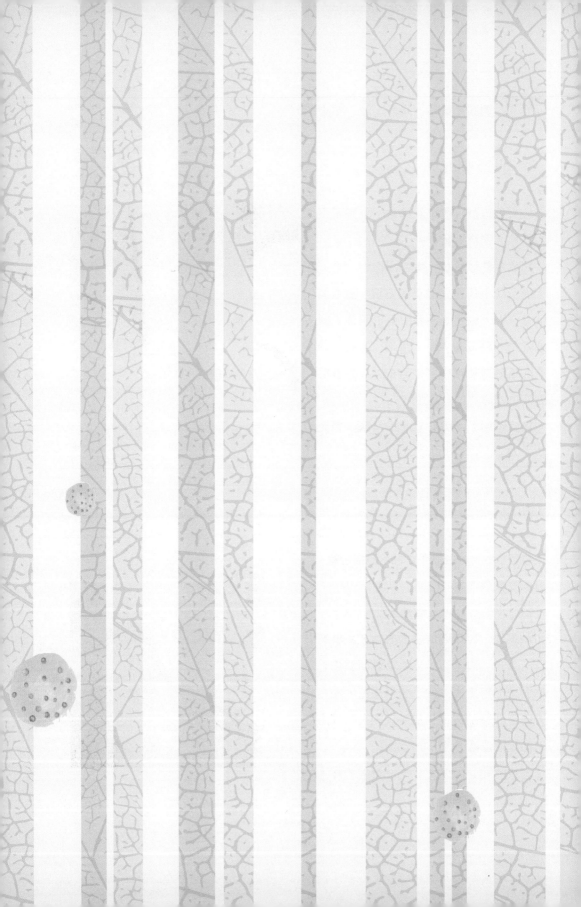

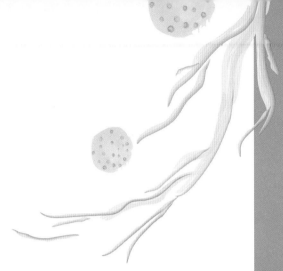

附錄

常見動物性食物的脂肪含量表

魚類脂肪的含量及脂肪酸組成比較

（單位：克，以 100 克可食部份計算）

名稱	脂肪	飽和脂肪酸	單不飽和脂肪酸	多不飽和脂肪酸
鯉魚	4.1	0.8	1.3	0.6
烏頭	4.2	1.5	1.3	0.4
銀魚	4.0	1.0	1.1	1.5
鰱魚	3.6	0.8	1.0	0.5
鯽魚	2.7	0.5	0.8	0.5
海鰻	5.0	1.2	1.4	0.8
黃魚	2.5	0.7	0.7	0.3
沙丁魚	1.1	0.3	0.2	0.3
鱸魚	3.4	0.8	0.8	0.6
鯖魚	7.4	2.2	1.7	1.3
三文魚	7.8	2.0	4.3	0.7
鯧魚	7.3	2.1	2.3	0.5
對蝦	0.8	0.2	0.1	0.2

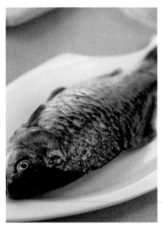 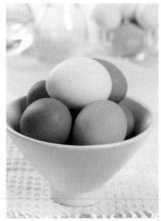 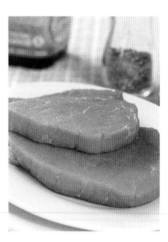

禽類脂肪的含量及脂肪酸組成比較

（單位：克，以 100 克可食部份計算）

名稱	脂肪	飽和脂肪酸	單不飽和脂肪酸	多不飽和脂肪酸
雞	9.4	3.1	3.7	2.2
鴨	19.7	5.6	9.3	3.6
鵝	19.9	5.5	10.2	3.1
鴿	14.2	3.3	8.3	1.8
鵪鶉	3.1	1.1	1.0	0.8
雞肝	4.8	1.7	1.1	0.6
雞心	11.8	2.7	4.0	2.7
鴨皮	50.2	14.9	27.7	4.7
鴨肝	7.5	2.8	2.0	0.8
鴨心	8.9	2.2	3.7	1.1
鵝肝	3.4	1.6	0.5	0.3

蛋類脂肪的含量及脂肪酸組成比較

（單位：克，以 100 克可食部份計算）

名稱	脂肪	飽和脂肪酸	單不飽和脂肪酸	多不飽和脂肪酸
雞蛋（白皮）	9.0	2.7	3.4	1.2
鴨蛋	13.0	3.8	5.6	1.1
鴨蛋黃	33.8	7.8	16.0	2.1
皮蛋	10.7	2.8	5.0	1.2
鹹鴨蛋	12.7	3.7	5.4	1.1
鵪鶉蛋	11.1	4.1	4.1	1.0

畜類脂肪的含量及脂肪酸組成比較

（單位：克，以 100 克可食部份計算）

名稱	脂肪	飽和脂肪酸	單不飽和脂肪酸	多不飽和脂肪酸
豬肉（後臀尖）	30.8	10.8	13.4	3.6
牛肉（均值）	4.2	2.0	1.7	0.2
羊肉（均值）	14.1	6.2	4.9	1.8

數據來源：《中國居民膳食指南》（2011 年全新修訂版）

附錄 2

常見動物性食物的膽固醇含量表

（單位：毫克，以 100 克可食部份計算）

食物名稱	膽固醇含量	食物名稱	膽固醇含量
豬肉（肥瘦）	80	雞肝	356
豬肉（肥）	109	鴨肝	341
豬肉（瘦）	81	鵝肝	285
牛肉（肥瘦）	84	雞蛋	585
牛肉（瘦）	58	雞蛋黃	1510
羊肉（肥瘦）	92	鴨蛋	565
羊肉（瘦）	60	鹹鴨蛋	647
豬肝	288	鯉魚	84
牛肝	297	烏頭	108
豬腦	2571	海鰻	71
牛腦	2447	帶魚	76
豬腎	354	對蝦	193
雞（均值）	106	海蟹	125
鴨（均值）	94	赤貝	144
鵝	74	烏賊	268

數據來源：《中國居民膳食指南》（2011 年全新修訂版）

冠心病常用中藥材速查

丹參

味苦、性微寒，入心、心包、肝經。有活血祛瘀、涼血消癰、除煩安神的功效。臨床廣泛用於治療冠心病心絞痛，是各種活血化瘀藥中使用較多的一種。丹參能減少血小板凝集，抑制血栓形成，解除微血管痙攣，輕度擴張冠狀動脈，減少缺血時心肌梗塞範圍。常用於冠心病心血瘀阻的患者。

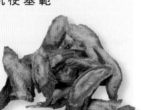

川芎

味辛、性溫，入肝、膽、心包經。有活血行氣、祛風止痛的功效，可用於胸脅刺痛、頭痛、風濕痹痛、心腦血管病等。川芎具有多種心血管藥理作用，它可以擴張冠狀動脈增加冠脈血流，降低心肌耗氧量，縮小實驗性心肌梗塞的範圍，降低纖維蛋白原，降低血液黏稠度，抑制血小板凝集，有類似阿司匹林的作用，但不像阿司匹林易引起消化性潰瘍等副作用。

紅花

味辛、微溫，歸心、肝經。具有活血通絡、散瘀止痛的功效。紅花具有強心作用，可以降低心肌耗氧量，能減小心肌梗塞範圍，抑制血小板聚集，並有一定的血管擴張作用，可以降低外周血管阻力。對輕、中度慢性冠心病、心絞痛有療效，臨床針對心血瘀阻證，常配伍使用川芎、紅花以通脈活血。

當歸

味甘、辛，性溫，入肝、心、脾經。具有補血活血、潤腸通便的功效，常用於血虛萎黃、眩暈心悸等。當歸有降低血小板凝集及抗血栓作用，可對抗心肌缺血，顯著增加冠脈血流量，降低心肌耗氧量，抗心律失常。當歸還可抗動脈粥樣硬化，降低血脂，抗氧化。在臨床也常針對心脾兩虛的冠心病配伍使用，以補血養心。

三七

味甘、微苦，性溫，入歸肝、胃經。有散瘀止血、消腫定痛的作用。常用於胸腹刺痛、跌撲腫痛等。三七有增加冠狀動脈血流量、減慢心率、減少心肌氧消耗的作用，並能緩解因垂體後葉素所致的血壓升高、冠狀動脈收縮，有助於減輕心臟負擔，緩和心肌需氧與供氧不足之間的矛盾。

赤芍

味苦，性微寒，入肝經。具有清熱涼血、散瘀止痛的功效。赤芍可使心率減慢，心搏出量減少，冠脈流量增加，血壓下降，抗心肌缺血，抗血栓，抗動脈粥樣硬化，降血脂，降血糖。赤芍養血和血，入絡破血行瘀，常與川芎合用，可除瘀血心痛。

人參

味甘、微苦，性平，入脾、肺、心經。可大補元氣，複脈固脫，補脾益肺，生津，安神。用於體虛欲脫、脾虛食少、肺虛喘咳、津傷口渴、驚悸失眠、心力衰竭等。人參對心肌及血管有直接作用，可益氣強心，對心肌無力有一定的改善作用。

葛根

味甘、辛，性涼，入脾、胃經。可解肌退熱，生津止渴。常用於發熱頭痛、高血壓頸項強痛等。其所含葛根素具有擴張冠狀動脈、增加腦及冠狀血管血流量、降低血壓、改善血液循環等作用。葛根是近年來臨床上治療冠心病心絞痛的常用藥物，出現背痛或頸項不適也常配伍使用。

山楂

味甘、酸，性微溫，入脾、胃、肝經。可消食健胃，行氣散瘀。用於肉食積滯、心腹刺痛、高脂血症等。山楂降脂、降壓效果好，且能改善冠脈循環，達到強心作用，可增加冠脈流量，降低心肌耗氧量，對心肌缺血、缺氧有保護作用，並有抗心室顫動、心房顫動和陣發性心律失常等作用。

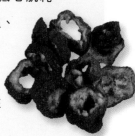

水蛭

味鹹、苦，性平，有小毒。入肝經。可破血、逐瘀、通絡。用於症瘕痞塊、血瘀經閉、跌撲損傷。水蛭有抗凝血和抗血栓作用，研究表明，其所含水蛭素是迄今為止，世界上最強的凝血酶特效抑制劑，能明顯抑制血管壁損傷引起的頸動脈和冠狀動脈的血栓形成，並有一定降血脂作用。

枳實

味苦、辛，性微寒，入脾、胃經。可破氣消積，化痰散痞。枳實本是理氣藥，還具有一定的強心作用，可用來治療冠心病等引起的心力衰竭，能增加心、腦、腎血流量，增強心肌的收縮力，明顯改善心臟的射血能力。常用於冠心病患者心下痞滿、食後脘腹脹悶等症。

附錄 4

冠心病患者自製急救卡片

請詳細填寫急救卡片的正反兩面,並延虛線剪下 ✂ ,插在隨身卡包中。
急救卡填寫範例詳見本書第 105 頁。

我有冠心病 ❤

　　如果您發現我有意外情況,請從 _____
_____ 中取出硝酸甘油,放入我口中
舌下,並按背面的地址和電話通知緊急連
絡人,同時儘快送我到醫院搶救。

　　感謝您的幫助!

我有冠心病 ❤

　　如果您發現我有意外情況,請從 _____
_____ 中取出硝酸甘油,放入我口中
舌下,並按背面的地址和電話通知緊急連
絡人,同時儘快送我到醫院搶救。

　　感謝您的幫助!

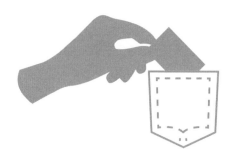

急救卡最好隨身攜帶，它可能會在危急時刻救你一命！

姓名： 年齡： 血型：

家庭住址：

緊急連絡人：

聯繫電話：

姓名： 年齡： 血型：

家庭住址：

緊急連絡人：

聯繫電話：

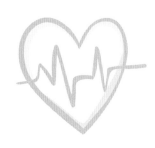

關愛心血管健康
從點滴做起

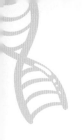

輕鬆掌控 軟 化 血 管

掌握6個健康關鍵，遠離冠心病

作者
余瀛鰲　采薇

編輯
譚麗琴

美術設計
Carol Fung

排版
劉葉青

出版者
萬里機構出版有限公司
香港鰂魚涌英皇道1065號東達中心1305室
電話：2564 7511
傳真：2565 5539
電郵：info@wanlibk.com
網址：http://www.wanlibk.com
　　　http://www.facebook.com/wanlibk

發行者
香港聯合書刊物流有限公司
香港新界大埔汀麗路 36 號
中華商務印刷大廈 3 字樓
電話：2150 2100
傳真：2407 3062
電郵：info@suplogistics.com.hk

承印者
中華商務彩色印刷有限公司

出版日期
二零一八年十月第一次印刷

萬里機構　　萬里 Facebook

版權所有 · 不准翻印
All rights reserved.
Copyright ©2018 Wan Li Book Company Limited
Published in Hong Kong
ISBN 978-962-14-6839-0

本書的出版，旨在普及醫學知識，並以簡明扼要的寫法，闡釋在相關領域中的基礎理論和實踐經驗總結，以供讀者參考。基於每個人的體質各異，各位在運用書上提供的藥方進行防病治病之前，應先向家庭醫生或註冊中醫師徵詢專業意見。

本中文繁體字版本經原出版者中國輕工業出版社授權出版，並在香港、澳門地區發行。
出版經理林淑玲lynn1971@126.com